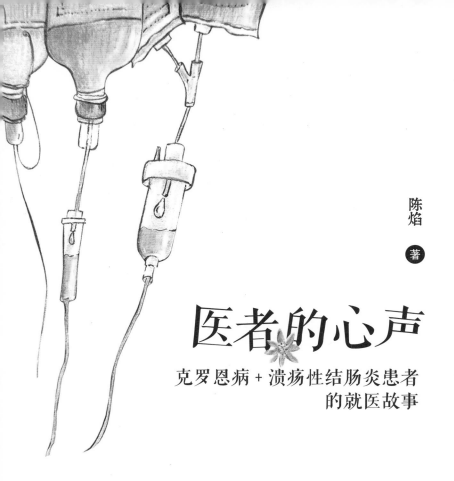

陈焰

著

医者的心声

克罗恩病+溃疡性结肠炎患者
的就医故事

人民卫生出版社

图书在版编目（CIP）数据

医者的心声：克罗恩病+溃疡性结肠炎患者的就医故事 / 陈焰著. — 北京：人民卫生出版社，2020

ISBN 978-7-117-29648-9

Ⅰ.①医… Ⅱ.①陈… Ⅲ.①克罗恩病－防治②结肠炎－防治 Ⅳ.①R574.62

中国版本图书馆 CIP 数据核字（2020）第 017179 号

| 人卫智网 | www.ipmph.com | 医学教育、学术、考试、健康，购书智慧智能综合服务平台 |
| 人卫官网 | www.pmph.com | 人卫官方资讯发布平台 |

医者的心声
克罗恩病 + 溃疡性结肠炎患者的就医故事

著　　者：陈　焰
出版发行：人民卫生出版社（中继线 010-59780011）
地　　址：北京市朝阳区潘家园南里 19 号
邮　　编：100021
E - mail：pmph @ pmph.com
购书热线：010-59787592　010-59787584　010-65264830
印　　刷：北京顶佳世纪印刷有限公司
经　　销：新华书店
开　　本：889×1194　1/32　印张：7
字　　数：144 千字
版　　次：2020 年 3 月第 1 版　2020 年 3 月第 1 版第 1 次印刷
标准书号：ISBN 978-7-117-29648-9
定　　价：58.00 元
打击盗版举报电话：010-59787491　E-mail：WQ @ pmph.com
质量问题联系电话：010-59787234　E-mail：zhiliang @ pmph.com

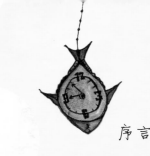

序言

　　好奇、爱听故事是人类的天性，讲得好的故事必然受欢迎。然而，本书的受众估计是小众。一则，关于医学、疾病的书并不是热门话题；二则，本书谈的内容更是冷门：炎症性肠病患者的就医故事。

　　如果不是亲戚、家人、朋友、同事患这类疾病，你未必有机会听到这个病名。就是这个目前在我国约有 50 万人患的小众疾病，却吸引了众多临床医生的关注和全身心的投入。一个病因不是很明确的疾病、一个以青少年和年轻人为主要对象的疾病、一个需要长期服药治疗的疾病、一个目前尚未能根治的疾病、一个可能会影响到患者生活与事业的疾病，难道不值得医护专业人员去全力地奉献和投入？难道我们的社会保障体系不应该更关注他们？难道社会上有爱心的人士不应该主动地伸出援手？

　　令人万分欣慰的是，帮助和关爱这一群体的人不断涌现，所做的事也时时让人感动。当有患者因经济原因不愿手术时，会有人悄悄找到医生说，患者的手术费用我来出；远道而来的医师刚走下讲台，转身就将讲课费捐给了基金会；当有患者对治疗有恐惧感时，很多志愿者就以"过来人"的身份现身说法，鼓励加油；当需要将患者就医故事告诉其他人的时候，让他们从无助、挫折中走出来，重拾自信、勇敢面对未来时，便有了这本小书。

"教育是最好的礼物"，但是教育的形式却是千差万别的。这本书中的小故事，都来自陈焰医师的日常医疗工作，因为亲身经历所以感觉亲切和真实。故事不仅讲到了疾病和许多就诊故事，也讲到了患者的忧虑、担心和困惑，讲到了医师的付出、坚持和遗憾。

从医时间久了，很多医师对个体、生命和疾病都有自己的理解：疾病可能是一种不幸，但也是生命的一件"礼物"；它对于个体而言可能是一种磨难，但是你并不孤单；坦然面对，你的生命一样会精彩。

非常有幸先读了此书，以上是一些个人的感想；是为序。

钟　捷

2019 年 11 月 21 日

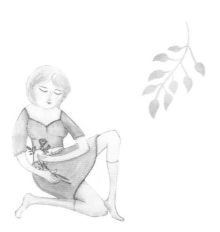

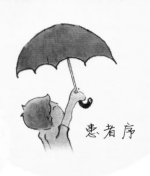

"虽然目前克罗恩病无法治愈，但是不要害怕，我们可以想办法来控制它。"这是在了解我病情以后，陈焰主任对我说的第一句话。这句话就像黑暗中的一束光，照亮了我前行的路，也带给我极大的信心和安慰。

一直以为自己会平平淡淡地度过这一生，直到被确诊患了克罗恩病。在此后很长一段时间里，我的生活几乎停摆，成了医院的"常客"，在浙江大学医学院附属第二医院，我认识了陈焰主任和她的团队。

陈主任每次出门诊总是下班很晚，有时候甚至要到晚上七八点多才能看完所有的患者，踏着月色回家。这样的工作强度无疑是非常辛苦的，但是她的脸上却总是带着笑容，全身心地投入到工作之中，她很乐于为患者想办法，特别是对初诊患者，会非常仔细地询问其病史，施行个体化用药，进行针对性治疗。来门诊就诊的炎症性肠病患者逐年增多，一些病友因为疾病的自我管理意识不强而耽误治疗，导致复发。每当面对这些原本可以避免而最终没能避免的疾病复发，甚至病情加重的患者，陈主任都会为他们感到很惋惜。

病友们平时应该如何做好自我管理？怎么样控制病情，防止复发呢？毕竟炎症性肠病（包括克罗恩病和溃疡性结肠炎）是慢性疾病，医院之外的病情控制非常重要。

"教育是最好的药物"，如果有这样一本书，能真实记录有代表性的门诊故事，文笔生动、通俗易懂，又包含了炎症性肠病的专业知识，这对病友们以及从事炎症性肠病相关工作的医护人员来说，都是一件好事、一件有意义的事。

疾病和人生的其他困难一样，都是我们可能会遇到并需要克服的。非常感谢陈主任，在繁忙的工作中，能抽出点点滴滴的时间撰写一个个关乎炎症性肠病患者的故事，并将"医者的心声"呈现在大家面前。这是一本记录炎症性肠病医患该如何勇敢并智慧地面对疾病的书，这本书的外延将不仅止于此，也同样适合普通人群阅读学习。

希望每一位读者都能从中受益，并从一个个真实的故事里感受到医者仁心，人间有爱。

患者：田 静

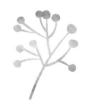

前言

　　做医生就必然会经历很多故事，何况是做炎症性肠病专科医生。

　　临床一线的长久锤炼，让我深深感受到对炎症性肠病患者及家属进行健康宣教的重要性，更感受到患者自我管理的紧迫性。前几年也主编过相关的内容，但总觉得形式不够活泼，一直在思考如何用患者更容易接受的方式来传达炎症性肠病相关的很多知识点甚至诊治理念。

　　两年前，人民卫生出版社的编辑专门来医院找我商议写一本与炎症性肠病健康教育相关的书，我马上想到用故事的形式来完成这项任务，希望用故事这种更吸引人的方式来传播炎症性肠病相关的重要知识点。我想用这种形式传播炎症性肠病相关知识和理念不但对患者是重要的，对希望学习炎症性肠病诊治的临床医生也是有意义的。不过当时忙于临床和炎症性肠病基金会相关的事情，居然把这件事情一拖再拖，直到今年编辑再三催促，我才下定决心开始编写故事。

　　所幸写书的过程非常顺利，因为我的脑子里早就存下无数个与炎症性肠病相关的故事。书上写的四十五个故事，每一个故事都有原型，为了保护患者隐私，也为了更好地传达疾病诊治相关的知识和理念，对每个故事我都做了一定程度的修饰，请大家见谅。

衷心感谢所有帮助我的老师，更感谢这么多信任我的患者，让我可以成为一个经历过许多特别故事的医生。这十几年来我不但在炎症性肠病专业诊治的路上收获很多经验，更在人生路上遇到一帮志同道合的伙伴们，这些伙伴包括我的同事、朋友和患者。无论是探索肠病的漫长征途还是人生的旅途中，知道自己并不孤单，这一点就足够让我充满力量并对远方充满希望。

在写这些故事的时候，重新回顾了自己走过的路，并找出多年前自己的医生笔记，知道自己还是一直按照那本笔记本首页上的话来走不一样的路：

——只教给你爱，

　　因为，

爱就是你。

陈 焰

2019 年 11 月 10 日 于杭州

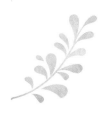

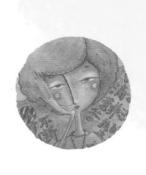
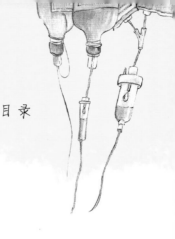

目 录

目录

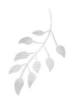

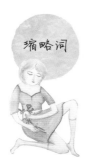

缩略词

IBD: Inflammatory Bowel Disease，炎症性肠病

CD: Crohn's Disease，克罗恩病

UC: Ulcerative Colitis，溃疡性结肠炎

CRP: C-reactive Protein，C 反应蛋白

AZA: Azathioprine，硫唑嘌呤

MTX: Methotrexate，甲氨蝶呤

我一直深信，每个患者都有自己的故事，尤其对于患有炎症性肠病（IBD）这种慢性、终生性疾病的患者，每个人都像是一本有着很多故事的书，一本苦难真经。

在浙江大学医学院附属第二医院（简称浙医二院）IBD门诊307诊室就常常有故事上演，并且很多主角都是帅哥、美女。身为IBD专家的我，几乎每天都在和不同的主角打交道，更常常参演到这些故事中。

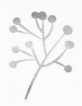

故事 1　姐妹花的疑问

　　这天来到 307 诊室的，是一对姐妹花。两姐妹样子长得都很漂亮，姐姐已经结了婚，爱人对她很不错，还育有一个已经上学的孩子，而妹妹还没有结婚。两个人找我的时候，都已经在外院就诊过多次，当看到她们的肠镜检查后，我默默地在心里叹了一口气。为什么呢？因为两姐妹都是比较严重的克罗恩病（CD），其中姐姐已经出现了比较典型的肠梗阻症状，妹妹虽然梗阻的症状还不太明显，但是从最近 1 次的肠镜检查上看，也已经出现了肠腔狭窄症状，也就是说，她也很可能在不久的将来出现和姐姐一样的肠梗阻的情况。

　　妹妹问我："为什么我们姐妹两人都会得这个病呢？我们的父母都很健康，是不是我们哪里做得不对才会得这个病呢？这个克罗恩病是不是遗传病呢？"

　　为什么会得克罗恩病——这个问题是几乎每个患者都会问我的问题！

　　但是，我只能回答："目前，克罗恩病的发病机制并没有完全阐明，我也不是很清楚患者为什么会得病呀！"

　　当然，尽管目前所有的研究都无法说清楚克罗恩病的发病机制，但这却并不意味着研究克罗恩病的科学家们什么研究成果都没有。其实，克罗恩病虽然发病机制不清，但科学家认为，导致其发病的原因，很可能是在易感基因的基础上，由环境等多因素促发体内免疫系统及肠道微生态系统之间的平衡受损所导致的炎症反应，这个过程有环境、遗传、感染和免疫因素共同参与。也就是说，携带有一些基因的人（比如携带 NOD2 基因的犹太人种），在某些环境（比如某种病毒或细菌等病原体）的触发下，体内的免疫系统会出现紊乱，打破肠黏膜屏障，导致肠道免疫系统异常激活，从而出现肠道炎症。如果科学家们能完全搞清楚克罗恩病的发病机制，那可能就会有预防其发病的办法了，可惜到目前为止，所有的研究还都无法彻底搞清楚这个问题。

至于为什么两姐妹会同时患上克罗恩病，的确是因为其易发生于某些特定的家族中。国外研究显示，克罗恩病患者所生的同卵双胞胎也患上此种疾病的比例高达 60%，大约 20% 的克罗恩病患者的一级亲戚也患有此种疾病或溃疡性结肠炎（UC）。这些信息虽然国内目前尚没有确切的数据佐证，但是就如同这对姐妹花，我们在临床上的确遇到不少在亲属中同时或前后发病的病例。国外研究结果还显示，克罗恩病患者遗传给孩子的概率有6%~8%，如果父母同时患病，则孩子的患病率将上升到 30%~45%。这说明克罗恩病有很明显的遗传因素，溃疡性结肠炎遗传虽然稍微低一点，也是存在的。但这样的遗传现象还不能将克罗恩病称为严格意义上的遗传性疾病，因为毕竟其发病机制除了和基因有关外，还和环境因素、饮食等多方面因素相关。因此，克罗恩病并非是仅仅由于遗传物质的改变而导致的疾病。

在姐妹花前后，我还遇到不少亲属同时患上克罗恩病的病例，有的是兄弟、有的是母子、有的是堂兄弟……亲属发病时间有早有晚。记得有一次，有个哥哥在医院陪护住院弟弟时，感到自己的肚子也有点不舒服，于是做了肠镜检查，结果居然在与弟弟一模一样的地方也发现了溃疡，最后诊断他也患上了克罗恩病！还有的是孩子生病，然后家长去检查发现自己也患了同样的疾病，或者反之。印象最深刻的是有一次血液科请我去会诊一个发热待查的小姑娘，因为医师问家族病史的时候发现这个小姑娘的父亲是克罗恩病，结果经我会诊、检查，这个小姑娘发热的原因还真的是因为她也患有克罗恩病。

"那为什么我们的父母、爷爷奶奶和外公外婆都是健康的，我们姐妹却都患病了呢？"姐妹花几乎异口同声地问。

我连忙解释："克罗恩病并非是仅和基因有关系呀！它是多因素互相作用后才发病的，也就是说，就算有容易患病的基因，也不见得会发病。"

"那到底为啥我们就会发病呢？"

面对打破砂锅问到底的两姐妹，我还是回答"目前不能完全明确。"不过，有一些因素是可能与发病有关的。比如，现代化的生活方式。

事实上，克罗恩病的发病率会随着工业化和城市化而上升。早在 20 年前，消化科真的很少能见到克罗恩病患者。并且，这

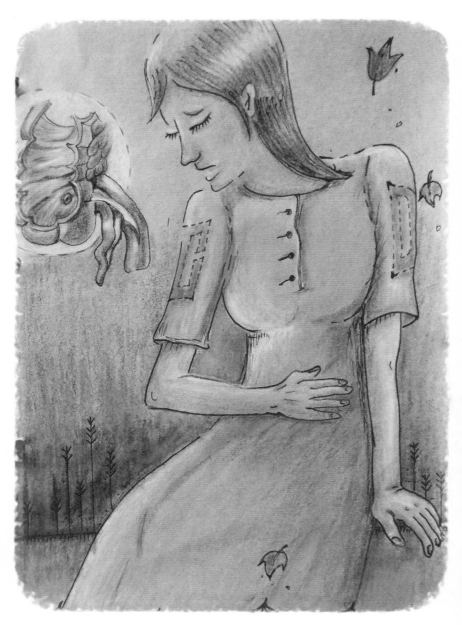

个疾病往往在经济发达地区更为常见，比如北美和欧洲的一些经济发达国家炎症性肠病的患病率已经超过 0.3%，其中挪威溃疡性结肠炎的患病率高达 505/10 万、德国克罗恩病的患病率为 322/10 万，北美国家紧随其后，美国溃疡性结肠炎的患病率为 286/10 万，加拿大克罗恩病的患病率为 319/10 万。这样的数据真是让人感到触目惊心了！

为什么发病率会随着工业化和城市化而上升呢？科学家经过调查认为，这可能与环境、饮食、儿童卫生、生活方式及社会经济等多方面综合因素有关，只是目前还无法确定到底是哪一种因素导致疾病发生。有一个"卫生假说"认为，如果在早期缺乏环境病原的暴露，会导致缺乏免疫耐受的诱导，从而在后期会导致对正常的无害的病原反而产生了过度敏感。也就是说，如果一个人在小时候太讲卫生，接触的病原体太少，这个人的免疫系统在小的时候就缺乏应有的锻炼，那么他长大以后就可能会对一些本来安全的病原体产生过度的免疫反应。这真的很像民间人们常说的"不干不净，吃了没病"。

这个"卫生假说"也得到了一些研究结果的支持，包括发病率的地理差异（越发达的国家发病率越高）、社会经济状态（比如有研究显示国内生产总值高的地方发病率高）、移民研究（研究表明人群从发病率低的地区移民到发病率高的地区，发病危险随之上升）及其他研究，这些都可能和居住环境清洁有关。

另外，还有研究结果显示，存在一些克罗恩病的保护因素，比如母乳喂养、阴道分娩、绿色蔬菜及饲养宠物等，还有比较有意思的是小时候如果得过肠道寄生虫病也是保护因素之一！

例如母乳不但是婴儿最佳的食物选择，并且可以减少炎症性肠病的发生（所有关于哺乳期患者的用药问题我们在后面会有专题讨论），丹麦、新西兰的研究都得出了相似的结论，美国研究还发现母乳喂养与降低克罗恩病相关的外科风险有关。人类很多自然行为是非常有意思的，比如在母乳喂养时，婴儿会在吸奶的同时和母亲乳晕处的菌群接触，这个原始的动作却和婴儿肠道菌群的建立密切相关，这些婴儿的菌群建立情况也可能是与日后的炎症性肠病相关的。

而对疾病不利的因素，包括喜欢进食加工食品、油炸食品、高糖和高脂食品（冰淇淋、果酱、奶酪、人造奶油、乳化剂、面包）及很多加入各种食物添加剂的食物，这些食物可能会改变肠道菌群，诱导肠道炎症。

所以，可能是现代化生活方式导致这些保护因素减少了，而不利因素增加了，因此克罗恩病的发病率也相应升高了。

姐妹花听了频频点头，姐姐问：“那是否让我的孩子多吃天然食物，少吃添加剂多的食物，尽量多接触大自然，这样就对减少孩子的发病有利？”

面对姐姐焦急的眼光，我只能认真地点头。同时也在心里默默地祈祷她的孩子可以健康。毕竟能多一些保护因素一定是好事情！

医者的心声

　　克罗恩病的发病机制不明，目前认为是环境、遗传、感染和免疫因素共同参与发病的疾病。其发病率随着工业化和城市化而上升，原因可能是现代化生活方式导致疾病的保护因素减少了，而不利因素增加。

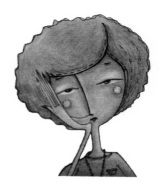

故事 2 都有黏液血便了，还不是溃疡性结肠炎吗

因为长年专攻炎症性肠病，慢慢的，来我门诊就诊的绝大部分都是来自各地的炎症性肠病患者。虽然几乎每天门诊都有新确诊的患者，但有时候我也会替一些患者"摘帽子"。

这天门诊来了一位老年女性患者，她看上去精神还可以，但是情绪有点紧张。她先生一边拿出各项化验单，一边叹气地对我说："唉，陈主任，我爱人拉黏液血便，医生说这是严重的溃疡性结肠炎，是终生性疾病，要终生用药，这可怎么办？"

我查看了患者的肠镜检查单，的确，这位患者有直肠到降结肠连续性的肠道糜烂和溃疡，是需要考虑溃疡性结肠炎的可能性。

"黏液血便有多久了？"我按照常规问诊询问到。

"一周时间"，老先生回答。"一周？也就是说是一周前才发病的？"我继续问道。要知道溃疡性结肠炎是慢性疾病，按照诊断标准，需要有 6 周以上的病程才可以确诊。由于许多急性感染性肠炎患者也会出现黏液血便，因此并不是说出现黏液血便的肠道溃疡患者就一定是患上了溃疡性结肠炎！这些急性感染大部分会在 2 周内好转，当然，少部分也会变成慢性感染，病程会超过6 周。

溃疡性结肠炎是一种排他性诊断的疾病，也就是说，要诊断

是否患上溃疡性结肠炎，需要排除许多其他的疾病，除了常见的急性细菌或病毒感染，还有肠结核、真菌性肠炎、抗生素相关性肠炎（包括假膜性肠炎）、缺血性结肠炎、放射性肠炎、嗜酸粒细胞性肠炎及过敏性紫癜等。

听到我的解释后，老先生还是满脸困惑："您的意思，我爱人得的不是溃疡性结肠炎，她都黏液血便了，还不是？"。

"不一定呀！阿姨也许只是一个急性感染，有的感染（比如菌痢）可以通过大便培养明确，也有些感染不一定可以通过细菌培养出来，还有一些寄生虫病（比如阿米巴虫传染病）患者也可出现黏液血便，但却不是溃疡性结肠炎。所以，诊断溃疡性结肠炎是非常强调粪便常规检查和培养的，而且检测应尽量不少于 3 次。另外，还需要根据各地流行病学特点，应进行相关疾病检查，以排除阿米巴虫传染病、血吸虫病等疾病。"

这样解释后，患者和家属的紧张情绪明显好转。我连忙接着解释："虽然要 6 周才可以确诊是否患上溃疡性结肠炎，但也有刚发病的患者，虽然病程才一周，但的确是溃疡性结肠炎。"

两夫妻的脸色又紧张起来，"那咋办呀？"

"我们需要再进行一下肠镜检查，如果肠镜下看到左半结肠炎伴阑尾开口炎症改变或盲肠红斑改变，那么这种现象是溃疡性结肠炎常见的，就比较可能患上溃疡性结肠炎。另外，第一次肠镜的病理检测（就是肠镜时候取出的活检组织）结果很重要，一个好的病理医生可以通过显微镜下的观察，区别肠道炎症是急性还是慢性的改变，而且，溃疡性结肠炎常有一些相对特别的病理改变，对诊断也非常有意义。"

我边说边仔细看患者的肠镜检查结果，并没有发现阑尾开口炎症改变或盲肠红斑，而且非常重要的一点，患者的直肠基本是好的。肠镜病理切片给炎症性肠病病理专科医生会诊，也没有发现符合溃疡性结肠炎的改变，反而是急性炎症的改变。

两周后患者复诊，已经完全没有黏液血便了，随访半年此症状也一直都没有再次出现。

所以，这不是一个溃疡性结肠炎患者，而很可能是一个急性感染导致的肠炎。这样溃疡性结肠炎的这顶"帽子"患者也可以摘去了。

医者的心声

　　不是所有出现黏液血便症状且肠镜下发现连续性溃疡的患者就一定是患上了溃疡性结肠炎，溃疡性结肠炎是排他性的疾病，确诊需要 6 周时间。

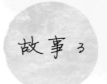

故事 3　不明原因的发烧居然是这个疾病在作祟

在我负责的病房里，基本都是炎症性肠病患者，小姜医生是从其他科室来我们病房轮转的住院医师，他在认真完成两个月的培训后又来到感染科病房工作。这天，感染科病房收治了一位发热患者。

这位男性患者叫小周，30岁，当他忧心忡忡地到感染科门诊就诊时，已经反反复复发热10多天了，并且奇怪是他的踝关节也感到疼痛，而且两条小腿还长了暗红色的结节。

发病初期小周曾去当地的卫生院就诊，经检查发现血液中的白细胞和C反应蛋白（CRP）都高，医生给他进行了头孢类抗生素治疗，但没有效果。于是他来到浙医二院就诊，感染科医生觉得小周的病情较为复杂，便赶紧安排床位让他住院。住院后主治医生按照"发热待查"的诊断思路给小周安排了一系列检查，包括感染相关、自身免疫相关及肿瘤相关的检查，结果显示小周血液中的白细胞、C反应蛋白、红细胞沉积率及血小板均升高，并伴有轻度贫血、大便隐血阳性、白蛋白减低，其他检查和检验结果均正常。可小周在常规的抗感染治疗方案下病情却没有好转，仍然天天发热，发热病因不明，这下可把小姜医师也急坏了。下一步该怎么办呢？

小姜医生"抽丝剥茧"般地再次向小周仔细询问病史，发现其最近10天存在解少量血便的情况。患者以为只是痔疮，因此并未引起重视。

　　"克罗恩病"这个诊断突然出现在小姜医生的脑海里。患者存在发热、血便、关节痛及腿部红斑等症状，会不会是因为患上了克罗恩病呢？小姜医生想起在消化科炎症性肠病组里见到过形形色色的克罗恩病患者。很多时候，克罗恩病的发病是非常隐匿的，肠道的症状（比如腹痛、腹泻）早期不出现也是完全可能的！这个患者有血便、关节痛、腿部的红斑，再结合小周之前一系列的检查结果（血化验有 C 反应蛋白和红细胞沉积率均升高，还有血小板升高、轻度贫血、大便隐血阳性、白蛋白减低），这些都可能是克罗恩病的表现。

　　小姜医生马上把这个新发现向主治医生汇报，主治医生于是马上安排胃肠镜检查。果然肠镜有重大发现，小周的结肠有多发不规则及纵行溃疡，并呈节段性分布，这是克罗恩病典型的内镜表现啊！高度怀疑克罗恩病后，小周被转至我的炎症性肠病病房进一步诊治。做了小肠 CT，结果提示小肠未受累及。另外，针对小周出现的肛周不适，做了盆腔磁共振成像和肛周 B 超检查后，均提示有复杂性肛瘘和肛周脓肿。对照克罗恩病的诊断标准，小周被确诊为"克罗恩病"。

　　针对肛周病变，我们还请来肛肠科医生进行会诊，医生认为小周的肛周脓肿不严重，可先抗感染治疗，暂不手术。考虑到有肛周脓肿，"糖皮质激素＋免疫抑制剂"的方案暂不能上，我们给小周制定了"抗感染＋全肠内营养＋美沙拉嗪"的治疗方案。

小周的情况一天天好起来，困扰他 20 多天的发热退了，炎症指标也明显下降，小周终于可以带药出院了。出院后两周的炎症性肠病专科门诊随访，复查肛周脓肿好转，我建议改为生物制剂治疗或"糖皮质激素 + 免疫抑制剂"治疗，考虑到经济等原因，小周和医生讨论后最后采用"糖皮质激素 + 免疫抑制剂"的治疗方案，经过治疗各随访指标均正常，后一直用免疫抑制剂维持。

小周这个病例带给了我们一些思考：

1. 不明原因的发热要考虑克罗恩病的可能，尤其是年轻患者。如果有克罗恩病的一些蛛丝马迹（比如化验提示有血小板增加、贫血、大便隐血），就需要完善胃肠镜、小肠 CT 等检查。

2. 克罗恩病的发病可能很隐匿，部分患者一开始并没有很明显的胃肠道症状，等到表现出胃肠道症状时疾病已经发展到一定程度，甚至比较严重了。

3. 克罗恩病一般属于消化科疾病，但需要各科医生都有所了解，因为它可能还合并肠外表现，如皮疹、关节痛、肛周病变等，甚至以肠外表现为首发症状来就诊。

 医者的心声

部分克罗恩病患者的发病隐匿，甚至不是以消化道表现为首发症状，不明原因的发热要考虑肠道克罗恩病的可能性。

故事 4　奇怪的胃痛

　　这天，门诊来了一位经朋友介绍来看胃病的年轻患者，她的主要问题是偶尔会觉得胃痛，但做了胃镜无明显异常，吃了胃药也没有缓解。因为不是很严重，她也没有特别重视，但是接连几年的体检化验都发现有轻度贫血，所以就来咨询我。

　　我仔细看了一下血常规检查结果，发现除了有轻度贫血，她的血小板还有明显增高。我顿时有了一丝怀疑，年轻女孩轻度贫血不稀奇，但是贫血同时有血小板增加就比较稀奇，因为女孩子月经量多导致的轻度贫血不会同时伴有血小板增加。那么，她的所谓"胃痛"会不会和血小板增加有关系呢？血小板增加常常是慢性炎症导致的，而胃镜正常的"胃痛"会不会是小肠的炎症导致的呢？

　　我建议她做一个小肠 CT，结果果然显示她小肠有炎症，而且是非常明显的多节段的炎症，有的小肠已经伴有轻度的狭窄。经进一步肠镜检查，确诊她居然是克罗恩病，这样多年"胃痛"的原因终于水落石出——居然是小肠克罗恩病惹的祸！

　　所以，我们经常说小肠克罗恩病会很隐匿，甚至很"阴毒"，意思是常常在不知不觉中，病情已经慢慢发展为比较严重了，但是患者本人却还毫无觉察。

克罗恩病可以累及消化道的任何部位，从口腔到肛门，而且该病症在消化道的表现形式可以是狭窄的形式（那患者就比较容易出现腹痛甚至梗阻），也可以是穿透的形式（比如出现肠穿孔或各种瘘管）。如果累及结肠，大部分患者会有腹泻甚至血便的情况，相对容易引起患者注意，但是如果仅累及小肠，则症状经常会非常隐匿。临床上隐匿的小肠克罗恩病非常多见，主要特点是患者感觉无明显不适（比如仅偶感隐痛，可自行缓解），甚至完全没有任何症状，但是在某个时刻突然发病（比如突然出现肠穿孔、肠梗阻）。上述的这位患者就很可能已患病多年，但是发展到现在她也仅仅是偶尔感觉"胃痛"。

所以，对于原因不明的"胃痛"，尤其是年轻人，真的需要考虑是不是存在小肠疾病比如因小肠克罗恩病所致的疼痛。并且，要特别留神这类人群是否有慢性炎症指标增高这些蛛丝马迹，必要时应进行进一步检查以明确诊断。

医者的心声

小肠克罗恩病常常会很隐匿，甚至很"阴毒"，患者常在不知不觉中，病情已经慢慢发展为比较严重。奇怪的"胃痛"，尤其是伴有慢性炎症指标增高的患者需要排除克罗恩病的可能性。

故事 5 肛周脓肿和肛瘘——克罗恩病的首发表现

　　小吴曾在 3 年前因为复杂型肛瘘并发肛周脓肿而做过手术，虽然术后恢复不是很顺利，但也勉勉强强好起来了，且当时并未出现明显胃肠道不适。但是 1 年前，他出现大便次数增加且偶有腹痛，最后还出现了血便，肠镜检查发现大肠有节段性溃疡，并且已经出现了结肠狭窄，所以当地的肛肠科医生推荐他来我们的炎症性肠病专科门诊就诊。在 307 诊室的小吴颇感郁闷，我也为他没有早期发现克罗恩病而惋惜。

　　小吴问我："如果 3 年前发现是克罗恩病，现在就不至于发展到结肠狭窄这么严重的程度了？"

　　如果早点发现，适时治疗，我想小吴的病情应该不至于恶化得这么快。不过，克罗恩病不是常见病，很多患者因为刚发病的时候不是在炎症性肠病专科就诊，而其他专科医师又对此类疾病认识不够，因此难免会出现延误诊断的情况。可见加强全体医护对炎症性肠病的认识也是非常重要的事情。

　　克罗恩病是一个会累及到消化道很多部位的疾病，从口腔到肛门都可能被累及，因此特别需要多学科团队合作进行诊治，其中就包括肛肠科。在成人克罗恩病患者中，克罗恩病伴有肛周病变（包括肛瘘、肛周脓肿、皮赘等）的发病率约为 25%～80%。英国一项跨度 15 年，涉及 7571 名克罗恩病患者的大数据研究显示，42.5% 的患者在第一次肛周脓肿发生之前被确诊为克罗恩病，有 16% 的患者在确诊为克罗恩病时有肛周脓肿表现，41.5% 的患者在第一次肛周脓肿发生之后才被确诊为克罗恩病，发病与确诊的中位时间（指按发病到确诊的时间排列时最中间那个患者的时间）是 14 个月（4～40 个月）。所以，的确有部分克罗恩病患者和小吴一样，以肛瘘这一类的肛周疾病为首发表现。

如何让这部分患者早期被诊断是一件大事情，最重要的是诊治肛周疾病的肛肠科医生需要意识到有这样的可能性：比如面对不太典型的肛周脓肿或肛瘘（比如高位的、复杂的、伴有其他肛周疾病的）、肛瘘 / 肛周脓肿手术后创面愈合困难，要考虑到是否患有克罗恩病的可能，尤其是伴有腹部症状或者是年轻的患者，需要对其进行全面的检查，以便及时诊断和早期治疗。现在一些有经验的肛肠科医生会在肛周疾病手术前让患者常规做肠镜，我觉得这是一个很不错的办法。

当然，并不是所有肛周疾病的患者都会患上克罗恩病。如果怀疑可能患病，那么进行肠镜、小肠 CT 或磁共振，还有肛周磁共振等检查都是需要的。

要想在早期发现克罗恩病患者，肛肠科医生很重要呀！

医者的心声

　　如果患者有不太典型的肛周脓肿或肛瘘（比如高位的、复杂的、伴有其他肛周疾病的）、肛瘘／肛周脓肿手术后创面愈合困难，都要考虑到克罗恩病的可能，尤其是伴有腹部症状或者是年轻的患者，对这些患者需要进行全面的检查，以便及时诊断和治疗。

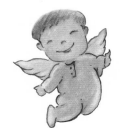

故事 6　"蚊子叮咬后"的两个大溃疡

　　几年前的一个下午，小王走进了炎症性肠病专科 307 诊室，那个时候她已经怀孕 4 个月了，在她的左胳膊和右小腿上各有一个大小约为 3 厘米 × 3 厘米的明显溃疡，溃疡周围稍有黑色的改变，且患者痛感明显。小王说自己有数年的溃疡性结肠炎，但不是很严重，怀孕后就没有继续服药。前几天大概是被蚊子叮咬，皮肤上出现了两个红点，这两个红点迅速扩大并出现疼痛性溃疡，在当地医院经过皮肤消毒、清创、口服抗生素等多种治疗都效果欠佳。这两个溃疡不但非常疼痛还迅速扩大，因此辗转找到了我们。

　　当看到这两个异常疼痛的大溃疡时，我脑子里突然闪过一个名字——"坏疽性脓皮病"。其实那时的我虽然知道这是溃疡性结肠炎或克罗恩病最常见的皮肤表现，但却并没有见到过真正的坏疽性脓皮病患者。但由于我在医学院会给学生讲授炎症性肠病这个章节，在这课件里有一些炎症性肠病肠外皮肤表现的图像，其中就有一张"坏疽性脓皮病"的照片，和小王的皮肤表现几乎一模一样。所以很自然的，我觉得这个皮肤改变应该是典型的因溃疡性结肠炎所导致的皮肤改变。经皮肤科会诊也证实了我的判断，于是我们立即安排小王入院治疗。

　　坏疽性脓皮病属于炎症性肠病的肠外表现，据国外报道，炎症性肠病患者肠外并发症的发生率为 25%～40%，除了这种皮肤表现，其他还有结节性红斑、原发性硬化性胆管炎、虹膜炎等都是炎症性肠病患者肠外并发症。这些肠外表现的发生机制尚不清楚，可能与遗传易感性及自身免疫因素有关。有时候肠外表现甚至可能先于炎症性肠病的诊断，一种肠外表现的出现预示其他的肠外表现可能接踵而至，有一些时候肠外表现与炎症性肠病的发展有关，另一些则无关，其病程独立。

虽然疾病明确了，但由于小王已经怀孕 4 个月了，而药物往往同时关系到孕妇和胎儿，如何给她用药是一件重要的事情。

我问小王"你为什么要停药？"，她含着眼泪说"我怕药物会影响孩子，所以宁可停药后疾病复发也不想再继续用药。"

出于天生的母爱，出于担心药物对腹中胎儿的不利影响，许多像她这样的女性炎症性肠病患者都会在怀孕后停用维持药物，但很可惜的是，孕后自行停药是错误的做法。小王在怀孕后立即停止服用美沙拉嗪也属于一种错误的做法。

在妊娠初期就停止治疗很可能导致疾病复发，而疾病复发对胎儿的影响大于药物对胎儿的影响。欧洲克罗恩病和结肠炎组织公布的《炎症性肠病孕期用药指南》指出，美沙拉嗪及生物制剂类药物在孕期使用较为安全，而如果停药导致疾病复发反而会对胎儿产生不利影响。研究一般认为，美沙拉嗪每日服用 3 克的剂量是相对安全的（而柳氮磺吡啶由于会影响叶酸的吸收，如服用需同时补充大剂量的叶酸，最好改服美沙拉嗪）。

　　但是，小王的溃疡性结肠炎已经发作得比较明显，美沙拉嗪也无法控制炎症。我们觉得首先是需要评估病情，那么，是否可以给她做结肠镜呢？

　　小王担心地表示当地医生不敢给她做肠镜，怕导致流产。医生的担心不无道理，虽然没有足够的证据证明孕妇做肠镜可能导致不良后果，但是一般医生都尽量避免对孕妇进行全结肠检查（指需要服用清肠的泻药，肠镜检查全段结肠和直肠）。可是，对发作期的溃疡性结肠炎孕期患者而言，做一个简单又能说明问题的直肠乙状结肠镜一般并没有什么问题，因为这样的直肠乙状结肠镜只需要观察疾病最明显的直肠和乙状结肠（这两个部位一般镜子只需要观察 30 厘米左右就可以了），受检的孕妇不需要服用泻药，因此这样的检查对孕妇和胎儿一般都没什么明显影响。

　　于是我们顺利地给小王做了直肠乙状结肠镜，看到肠道炎症比较明显，并立即做了活检及进一步的巨细胞病毒免疫组化染色。最后，肠镜病理结果显示小王的确是一个中重度的溃疡性结肠炎发作。

　　既然美沙拉嗪对小王已经无效，我们到底应该改用什么药物控制她的病情呢？

　　我那个时候其实也没有经验，毕竟我也没有遇到过这样的孕妇，不过没有关系，不知道的可以请教别人呀！而最好的方法当然就是看文献（比如一些指南或共识），这样等于是请教所有的国际专家啦！文献上显示，对小王这样的情况可以使用糖皮质激素和生物制剂。因为生物制剂非常昂贵小王无法承担治疗费用，就只剩下糖皮质激素了。

　　但是，对怀孕 4 个月的孕妇使用激素是否安全合适呢？糖皮质激素在美国食品药品监督管理局（FDA）妊娠药物分级里面属于 C 级药物，这个 C 级的意思是动物研究证明这药物对胎儿有危害性，或尚未对妊娠妇女及动物进行研究，这类药物只有在权衡对孕妇的益处大于对胎儿的危害之后，方可使用。但对国际上炎症性肠病共识里面的很多文献进行总结，认为孕期在炎症性肠病活动的时候，如需要就可以使用激素，也就是说，在孕期使用激素被认为是相对安全的，起码是利大于弊的。曾有文献认为，在妊娠前 3 个月使用泼尼松有致胎儿颜面部畸形的可能，但这一结果在近些年大规模研究下已不被支持。不过如果孕后期使用较大剂量激素可能会导致新生儿肾上腺功能不全，需要儿科医师检查。

　　针对小王的具体情况，换药时充分考虑到妊娠的特殊性，我们对其使用了中等剂量的激素。经过治疗，小王的皮肤溃疡和肠道炎症都很快得到了控制，并如期生下了健康的宝宝。我们为小王悬着的心也终于落地了。

　　由于炎症性肠病是年轻人高发的疾病，因此很多女性患者都会存在与妊娠相关的问题，关于妊娠的相关内容，我们会在后面的章节进行详细阐述。

医者的心声

　　坏疽性脓皮病属于炎症性肠病的肠外表现之一；患者孕期不应该随便停药，停药可能导致孕期疾病复发，并且疾病复发对胎儿的影响大于药物对胎儿的影响；控制孕期中重度炎症性肠病活动的获益高于药物的潜在危害；孕期患者做直肠乙状结肠镜是较安全的。

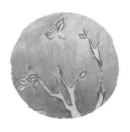

故事 7　是阑尾炎的并发症吗

　　小黄是一位年轻美丽的女性，刚工作没多久右下腹就出现明显的疼痛，因为腹痛是急性发作而且很剧烈，被当地外科医生诊断为阑尾炎。急诊手术后腹痛虽然稍缓解了几天，但是没过几天手术部位就出现脓液，外科给予多次局部手术后依然未见缓解，做了腹部 CT 发现右半结肠有明显炎症，就这样拖延了数月后转院到另一家大医院治疗。在这家医院进行的肠镜检查发现，小黄的右半结肠不但有多发溃疡，还有很多增生，因此考虑小黄并非阑尾炎，而是患上了克罗恩病。但是，由于治疗不够积极，以致一段时候后小黄又出现了肠皮瘘，也就是说肠道有通道（就是瘘管）直接和局部的皮肤相通——这样造成的直接后果就是小黄的部分排泄液甚至排泄物会通过这个瘘管流向腹部的皮肤，这让小黄深感痛苦。她从网上找到我的信息，便和爱人拖着拉杆箱来到门诊。

　　说起阑尾炎和克罗恩病，那真是一对纠缠不清的兄弟。

　　据报道，有 10% ~ 20% 的克罗恩病患者在首次诊断时曾被误诊为阑尾炎，有的还被当作阑尾炎进行了急诊手术，直到术后数月甚至数年才被确诊为克罗恩病。这种情况其实很难说是外科诊断不力，因为阑尾炎为外科最常见急腹症，而克罗恩病在我国相对少见，外科医师遇到克罗恩病的几率也相对少很多。克罗恩病最常见的累及部位是回肠末端，而回肠末端就在阑尾旁边；并且，克罗恩病和阑尾炎的临床表现都可为不明原因突然发作的腹痛、发热及纳差等，因此两者在鉴别诊断上的确存在一定的难度。

但是，如果克罗恩病患者被当作阑尾炎并进行手术，幸运的患者不会出现什么并发症，甚至因为使用抗生素、禁食等原因腹痛症状会临时好转，但不幸运的克罗恩病患者就可能出现术后并发症，最常见的临床表现是手术部位或周围的脓肿、肠皮瘘等。我曾遇到一位从外科转来的患者，他到我们内科炎症性肠病组的时候，手术伤口处的溃烂已经扩大到碗口大小，经对他进行全肠内营养后病情有所好转，在他出院时我叮嘱他要继续全肠内营养2个月，然后还需要再次进行手术。但是万万没想到的是，他没有过来接受再次手术，数月后在我电话随访时，家属告诉我他已经去世了。我当时极其震惊，因为我清晰地记得住院时他曾说过再次手术的费用支付困难，但因他的兄弟安慰他说会帮助他筹集手术费用，我就没有再过问。我没有勇气再追问他的家属，同时也非常后悔自己没有及时去随访他。其实只要几万元手术费用，他就完全可以再次手术，术后我们还可以用便宜的免疫抑制剂来预防复发，他才四十几岁，还是正当年的时候呀！

医院的医生每天建议那么多患者用药、手术，很多时候我们并没有精力去了解患者是否有经济能力来承担疾病的费用（就算知道了医生可以做的事也很有限）。但如果我能早点关心他的手术费用，更早电话随访，他会不会现在还好好地活着？他的妻子、孩子会不会就不会失去一个年富力强的亲人？如果他首次手术的外科医师更了解炎症性肠病，他会不会就不会出现这样严重的并发症？

　　所有的这些，至今依然不断地刺激着我，让我知道我们面对的不单单是一个患有终生性疾病的患者，更是一个人、一个家庭甚至是一个社会，并且一个正确的医疗建议如果没有经济支持一样可以让患者失去宝贵的生命。在很多人眼里的几万元不算什么，但是对有些家庭来说可能就是不能逾越的鸿沟，甚至就是那最后一根压垮一个家庭的稻草。同时，需要了解炎症性肠病的并不只局限于消化科医生，腹部外科、肛肠科、急诊科等许多学科的医生都需要对此类特殊的疾病有充分的了解。

　　话说回来，小黄的肠皮瘘还不算很严重，因此我建议她暂时使用全肠内营养。全肠内营养指只摄入营养液，其他什么都不吃。全肠内营养这种治疗方法，在减少抗原和肠腔细菌使肠道休息的同时，又维持了对肠黏膜的直接营养作用，有助于肠黏膜上皮的修复及维护肠道正常菌群。全肠内营养对诱导轻、中度活动期克罗恩病有很好的缓解作用，尤其对于青少年患者效果显著（成年人如果可以坚持全肠内营养也有很好的效果），而且对不很严重的克罗恩病相关瘘症也有不错的效果。全肠内营养的途径分为口服和管饲两种（比如通过鼻胃管输注营养液）。由于希望小黄能坚持 1 ~ 2 个月的全肠内营养，所以建议通过管饲给予她全肠内营养支持。也就是说，我们想给小黄经鼻腔插一根胃管，让营养液通过这根胃管进入患者胃内（如果可以坚持口服的话，其实效果几乎一样，但有的营养液口服很难喝，而且长期口服营养液也相对更难坚持）。小黄对这样的治疗方法有点难接受，于是我们找了一位长期进行鼻饲营养的老患者来帮助（这应该就是早期的同伴支持的雏形吧！）。这位老患者可以非常自如地每天给自己插胃管，而且还自己摸索了一套鼻饲营养经验，在老患者和病房护士长的共同帮助下，小黄顺利接受了鼻饲。一个月后，她腹部皮肤的漏出液完全消失，持续半年多的痛苦生活也终于结束了。

大家终于都松了一口气，于是我们建议小黄进行手术以切除病变严重的右半结肠（这个部位的病变会在恢复进食后再次复发），但是她觉得自己症状已经明显好转，不愿意再次手术。最终，经与她充分沟通，最终给她使用了免疫抑制剂硫唑嘌呤（AZA）。

出院 3 个月后，小黄再次拉着拉杆箱出现在门诊——她希望复查内镜。让我们很开心的是这次肠镜结果显示原来的溃疡已经全部好转，虽然肠镜下显示右半结肠还有一定程度的狭窄，但她并无腹痛症状。因此，她可以继续服用硫唑嘌呤以维持缓解。

大概治疗 2 年后的一天门诊，美丽的小黄再次出现在门诊，这次她娇羞地告诉我，她怀孕了，于是在得知怀孕后就停用了硫唑嘌呤（关于孕期用药，我们会在后面的故事中详细阐述）。现在小黄怀孕 4 个月了，出现腹痛和腹泻症状，担心自己疾病复发，就赶紧来门诊找我。

其实，对于克罗恩病患者来说，怀孕、生育都是大事情。发现怀孕后，应该尽量提前和自己的主管医师沟通，之后再决定是否可以停药。患者怀孕的时间最好在疾病的稳定期，这点小黄把握得很好，但是如果在孕期私自停药，不少患者会出现病情复发，小黄就是属于这样的情况。硫唑嘌呤是属于孕期药物 FDA 分级中的 D 级药物，也就是说，此药物在孕期使用存在风险，但是利大于弊。因此，在与小黄沟通用药利弊后，她希望再次使用全肠内营养，一来她熟悉这种治疗流程，二来全肠内营养对胎儿也比较安全。

经过几个月的肠内营养治疗后，小黄的病情再次得以控制，勇敢的妈妈终于在默默地坚持中得到了自己想要的孩子。

医者的心声

有时候克罗恩病可以被诊断为阑尾炎甚至按照阑尾炎手术治疗，治疗后相对容易有术后并发症。全肠内营养可以治疗部分克罗恩病术后并发症。

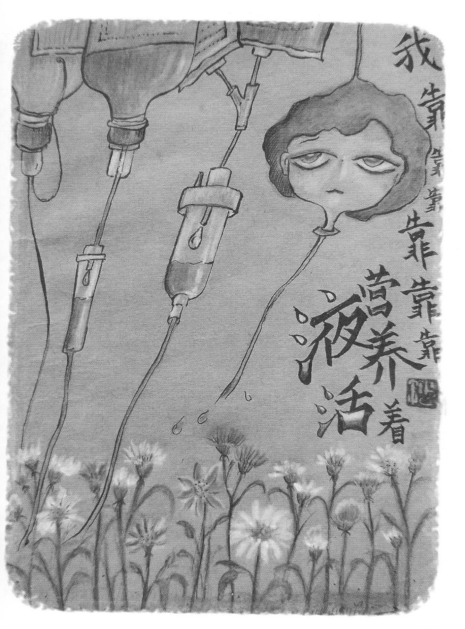

我靠靠靠靠靠靠营养液活着

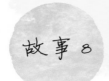

故事 8　克罗恩病还是结核？这是一个困难的选择

这个故事虽然发生在很多年前，但是我却一直清晰地记得每一个细节。

小陈是一位在杭州求学的大学生，也是家里的独子。大二的时候，偶感下腹部隐痛，但因症状并不严重，就未引起重视。但在就诊前1个月，腹痛症状不但加重，还逐渐出现明显的腹泻。经学校医务室就诊，在服用抗生素、止泻药后，依然无法控制症状，他的体重在1个月内居然减少了20斤。

看到消瘦苍白的小陈，我连忙安排他入院。入院后的肠镜检测显示，小陈的结肠有多发的严重溃疡，溃疡从直肠一直延伸到回盲部。我们对其进行了病理活检（就是在做肠镜的时候钳取结肠黏膜送给病理科，让病理科医师在显微镜下仔细观察这些结肠标本），病理报告结果显示"可见肉芽肿，考虑结核"。

小陈母亲是一位淳朴的农村妇女，唯一的孩子考上大学本来是一件开心的事情，没想到却遇到这样的疾病，这让她焦急万分。查房的时候她问我："陈医师，病理报告说考虑结核，那我儿子是不是得结核了？结核不是会咯血的吗？"

我连忙说明，病理报告是结肠标本，当然提到的结核也指的是肠结核。但小陈是否真的是患上了肠结核，还需要进一步检查，因为其肠镜下溃疡的表现更倾向是克罗恩病。

"克罗恩病？我们从来没有听说过，结核倒是知道一点点，这两种疾病到底有什么区别呢？"小陈妈妈着急地追问。

"肠结核和克罗恩病的鉴别在我们国家有时候还真是一件麻烦的事情"我和小陈妈妈解释道。同时也顺便给跟随查房的住院医师和实习同学解释这两种疾病的鉴别点。

肠结核和克罗恩病虽然是由不同原因引起发病，但是在临床症状、肠镜下表现和病理切片特点上都有很多相似之处，医生需要采取一些方法尽量将两者加以区别。比如很多肠结核的患者会有肺结核或其他部位的结核病史，肺部 CT 可以发现肺里面有空洞或阴影等结核相关的改变，而大部分克罗恩病患者不会有这样的肺部改变；克罗恩病患者除了肠道病变外，还会出现很多其他症状，比如可能会有肛周脓肿、肛瘘等症状，而肠结核患者相对较少出现这种情况。其次，克罗恩病患者的肠镜下，多见纵形溃疡及鹅卵石样外观，肠结核则多见环形溃疡，而且常常可以看到回盲瓣呈鱼嘴样改变。另外，就是病理的不同，典型肠结核患者的肉芽肿较大，有时可见干酪样病变，肠黏膜组织里偶尔可以找到结核杆菌，而克罗恩病患者的肉芽肿往往较小，里面不会有结核杆菌。

"这样听着很晕，难道就没有一种化验可以区别这两种疾病吗？"小陈妈妈如实地表达了自己的困惑。

我们也希望有一个化验可以轻松区别两者呀！可惜目前还没有。克罗恩病缺乏诊断的金标准，其诊断需要结合临床症状、实验室检查、影像学诊断、内镜检查及病理检查的证据，同时还需要排除其他疾病（当然也包括排除肠结核）。肠结核诊断虽然有自己的诊断标准，但是因为病理取材的局限性和患者体质的缘故，有时候就算是结核的一些检测，比如结核菌素试验（PPD 试验）、结核感染 T 细胞斑点试验（T-SPOT 检查）、病理切片找结核杆菌、病理切片抗酸染色等特异性检查结果都是阴性，也不能完全排除结核病的可能。

"陈老师，T-SPOT 检查对两者的鉴别是否有作用？"一位住院医师问。

好问题。肠结核的患者 T-SPOT 检查（一种诊断结核病的化验方法）一般都是阳性，这是表示患者有结核现症感染或者潜伏结核感染，但可惜的是，中国的很多克罗恩病患者 T-SPOT 检查的结果也可能显示为阳性，因为中国是结核大国，克罗恩病患者也很有可能存在潜伏结核。所以，我们不能仅靠 T-SPOT 检查阳性就考虑患者是肠结核。PPD 试验结果也是一样。

因此，在肠结核和克罗恩病无法明确鉴别的时候，需要医生结合多方面检查结果，经综合考虑来作出诊断。

"那我们到底该怎么办呢？"住院医师也着急了，毕竟小陈已经住院将近一周，而且近期一直都有明显的发热症状。

　　肠结核和克罗恩病的治疗方案是非常不同的，医生如果诊断患者为肠结核，患者就需要使用抗结核药物，而如果考虑是克罗恩病，患者就需要使用免疫抑制剂或激素甚至生物制剂，这是两条完全不同的治疗思路。当实在无法鉴别的时候，我们一般会首先采用诊断性抗结核的方法——也就是说先使用抗结核药物。其理由是，如果患者是克罗恩病，而现在我们按照肠结核给他做抗结核治疗，抗结核药物对克罗恩病没有很大的不良作用，甚至可能还会有一点好处，因为很多克罗恩病患者会存在感染，抗结核药物可以减少感染；但如果我们对肠结核患者使用克罗恩病药物（如免疫抑制剂、激素或者生物制剂），就可能导致结核在全身扩散。两害相权取其轻，这也是迫不得已的方法，毕竟医生需要尽快给小陈这样危重的患者一个治疗方案呀！

　　那就采用诊断性抗结核的方案吧！

　　服用了 4 个抗结核的药物以后，小陈神奇般地好了起来，不但体温好转，连红细胞沉积率，C 反应蛋白都明显下降。几天后他就出院了。

　　1 个月后，小陈再次来到门诊，不但体重明显增加，C 反应蛋白和红细胞沉积率也已经接近正常。看到神采奕奕的他，我深感欣慰——毕竟肠结核是可以治愈的疾病，多数情况下比克罗恩病会好很多。

　　但是，故事居然没有结束！

　　6 个月后，小陈再次憔悴地出现在门诊，原因是因为他再次出现严重腹泻，而且体重下降到和之前住院时一样！当然，C 反应蛋白和红细胞沉积率也再次增加。

我赶紧再次收他住院，肠镜结果很残酷——小陈的肠镜结果显示，原来的溃疡不但没有好转，还有一定程度的加重！同时，我们请有经验的炎症性肠病专家看片子后，病理显示小陈应该是克罗恩病，并非肠结核。

这是为什么呢？

因为肠结核和克罗恩病在病理比较难鉴别。上次检查，看到病理里面有肉芽肿，就直接考虑结核。虽然我们也做了很多鉴别，但最后抗结核治疗的失败证实了我们的治疗方法是错误的。

既然小陈不是结核，为什么抗结核药物治疗后会好转得那么明显呢？原来那些抗结核药物都属于抗生素，而部分克罗恩病患者使用这些抗结核药物可以症状好转，甚至 C 反应蛋白和红细胞沉积率下降，但是肠镜下的结肠溃疡很少会愈合。

因此，如果患者像小陈那样进行了诊断性抗结核治疗，一定要在短期治疗（2～3 个月）时进行内镜复查，以便判断是否抗结核有效，医师需要通过这样的随访，来判断患者到底是肠结核还是克罗恩病。

对于小陈，在我们发现因缺少足够的经验，而走了弯路后马上毫不犹豫地对其使用了激素和免疫抑制剂（当时还没有生物制剂），小陈的症状也再次得到了缓解。使人放心的是，3 个月激素停用后，小陈复查肠镜显示，结肠溃疡已基本好转。

此后多年随访，小陈一直用免疫抑制剂维持，病情一直很稳定。

 医者的心声

肠结核和克罗恩病易被误诊，两者在难以鉴别的时候可以考虑诊断性抗结核，但需要在抗结核 2～3 个月的时候，复查肠镜以进一步鉴别。

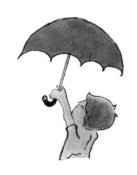

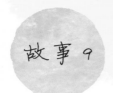

故事 9　卖房的 30 万元花完后，我就去死

　　几年前，炎症性肠病专科门诊来了一个年轻的男性白塞病患者，姓章，进门就对我说："陈主任，我虽然不是克罗恩病，但是别人说你可以帮我。"

　　为什么白塞病患者会专门来找我这个炎症性肠病专家呢？

　　原因在于，白塞病是一种全身性、慢性、血管炎症性疾病，其主要临床表现为复发性口腔溃疡、生殖器溃疡、眼炎及皮肤损害，也有部分患者会以肠道受累为主要表现。这位小章就是在回肠末端和盲肠都出现了深大的溃疡。白塞病患者的溃疡罹患部位也和克罗恩病一样可以是全消化道的，也就是说是从食管到大肠全消化道都可见到，回肠末端和盲肠也是高发部位，而回肠末端是克罗恩病最常见的部位，因此白塞病的溃疡需要和克罗恩病的溃疡加以鉴别（记得这个鉴别还是我当年晋升主任医师时候的面试题目呢）。

　　不过，白塞病最常见的临床表现是口腔溃疡，而且白塞病的本质是一种血管炎，所以这种疾病导致的溃疡一般是边缘清楚的圆形或近似圆形的单个或多个溃疡，这种溃疡往往边界清晰。我们把这类溃疡叫作"钻凿样溃疡"，溃疡的周边隆起不明显。肠腔内如果出现这种溃疡，往往很容易导致大出血或穿孔。有经验的临床医生可以通过内镜鉴别部分白塞病，当然，典型的白塞病还有生殖器溃疡、眼葡萄膜炎等改变，这些对鉴别也是很有意义的。炎症性肠病专家在日常最需要和克罗恩病鉴别的病症之一就是白塞病。不过虽然白塞病和克罗恩病是两种不同的疾病，但因都属于免疫类疾病，而且治疗药物很多是相同的，所以医师对这两种疾病有"误诊不误治"的说法。

小章的白塞病其实在 6 年前就确诊了，一直在风湿科就诊，但是他的肠道溃疡非常严重，而且药物控制效果欠佳。还有一个最要命的问题——经济问题。

因为经济不宽裕，他无法接受昂贵的生物制剂，病情因此无法得到最好的控制。6 个月前，在一次进餐后小章出现了严重的并发症——肠道溃疡穿孔，他不得不被进行急诊手术。因为穿孔的肠段炎症明显，不能直接把切除后的肠管相连，因此急诊外科医师给小章实施了造口术，这种手术是把肠子的一段在腹部适当的位置上被拉出并反转，然后缝于腹壁，最后便会形成一个开口，这个开口用于排泄粪便，医学上称为肠造口，也就是大家所谓的人工肛门。

手术救了小章一命，但可惜的是出现了迟发的并发症：人工肛门脱垂。

当小章撩起衣服露出他的"人工肛门"，我看到他的造口时忍不住心里震颤——那脱垂出来的肠子起码有 10 厘米，粗粗的肠子上面不但有很多粪便，还可以看出来有很多大小不一的溃痓。可见小章每天需要面对的是怎样的痛苦，这痛苦不仅来源于疾病本身，更来源于因这脱垂出体外的一大段"烂肠子"而带来的耻辱感。

"陈医生，我已经没有钱治病了。我想死。"他毫不忌讳地直视我。

我连忙安慰："白塞病是良性的疾病。就算是现在这样，找到好的外科医生也是可以想办法的。"

"如果可以想办法，我就把老家的房子卖了，大概可以有 30 万元，这些钱花完了，如果病还好不了，我就去死。"他又说。

看来小章是早就想好了后路。对于医生来说，这样没有退路的年轻患者是值得同情的，但同时也是危险的：如果手术不成功呢？如果 30 万元也不能解决问题呢？病人会不会做出什么出格的事情呢？

我的脑子飞速旋转，权衡自己该如何面对这个患者。

作为内科医生，其实我已不能替他解决多少问题。目前最主要的是，有没有外科医生愿意给他这样一个没有后路的患者再次手术。

我在几秒内拿定了主意，对他说："如果有外科医师愿意给你手术，我愿意作为内科支持之一协助外科医师。"我找来医院风湿科的医师和一位富有经验并愿积极配合的外科医师一起来会诊，可喜的是两位医师通过认真地会诊后，并且外科医师在充分沟通后立即同意为小章进行再次手术。

　　我至今都非常感激这位外科医师，只有愿意有担当、愿意冒风险、愿意内外合作、有爱心的外科医师才会接收小章这样的患者。

　　两周后，我特意去看望术后的小章，并且和外科医师进一步讨论小章的治疗方案。可喜的是，小章术后恢复不错，脱垂出来的一段结肠终于不见了，除了腹部的刀疤外，小章再也不需要每天面对那一大段长满溃疡、沾满粪便的肠子了。

　　我们几个医师又讨论了术后用药情况，给小章使用了价格相对低廉的沙利度胺以预防术后肠白塞病复发。

　　出院后，小章再也没有来找我。我希望他照顾好自己，毕竟他还这么年轻，我也希望他没有卖老家的那一套房子，毕竟对于任何一个家庭来说，房子是庇护一家人遮风避雨的最基本防线。

　　但是，我却总有隐隐的担忧。

 医者的心声

　　白塞病需要和克罗恩病加以鉴别。

故事 10　是更可怕的淋巴瘤吗

　　克罗恩病患者肠道一般都有溃疡，而肠道有溃疡的却不一定都患上了克罗恩病。因此，对肠道溃疡的鉴别就很重要，除了前面两个章节说到的肠结核、肠白塞病会有肠溃疡以外，还有一个特别需要鉴别、但是也难度特别大的疾病——累及肠道的淋巴瘤。

　　说起淋巴瘤，所有内科医生都不陌生，内科在对各种疑难杂症进行鉴别诊断时，淋巴瘤都被称为"万变之王"，意思就是淋巴瘤可以表现出各种症状，比如发热、腹痛、腹泻、黄疸及皮疹等。而克罗恩病也常常表现为发热、腹痛或腹泻，因此，这两种疾病之间的鉴别肯定是需要的。胃肠道淋巴瘤有多种类型，病情严重程度和治疗方法也各有不同，常常是导致临床误诊或延迟诊断的原因。鉴别淋巴瘤和克罗恩病最主要是靠病理检验，但可惜的是很多时候淋巴瘤靠一两次内镜下的病理活检难以确诊。很多患者都因多次胃肠镜无法确诊，最后不得不在病情加重进行急诊手术后才得以确诊，而这时候往往病情已经非常危重。

　　多年前我刚开始做炎症性肠病医师的时候，有一位从基层转过来的消化道大出血的中年男性患者，当时胃肠镜显示他的食管和肠道都有明显的深大溃疡。由于他一直消化道大出血，我们只有拼命给他输液、输血以维持其生命体征，但是，连再次对其进行胃肠镜检查的机会都没有，这位不幸的患者当天就去世了。而当时他之所以会转到我们组里，是因为当地医生觉得他可能是克罗恩病，现在回想，这个患者患上的很可能是胃肠道的恶性淋巴瘤，可惜当时发病太凶险，留给我们医师的时间太少。

但就在几年后，又来了一位类似病情的中年男性患者，并且这位患者有明显的发热症状。不过这次这位患者的消化道出血程度稍微轻一点，我得以有机会马上给他做了胃肠镜检查，胃镜结果显示食管有深大溃疡，肠镜也显示有深大溃疡。特别引起我们注意的是，这位患者数月前曾经因为结肠肿块做过一次手术，手术标本显示"大量淋巴细胞浸润"，但患者感觉术后恢复得很好，外科医生也就给了一个"炎性肿块"的模糊诊断，术后大家都以为问题已经解决，便未引起特别的重视。

那这次胃肠道的溃疡会不会和上次手术的肿块有关系呢？鉴于患者食管和肠道的溃疡虽然深大，但周围黏膜无明显增生（这点和克罗恩病不一样），而且患者一直有发热症状，临床医生高度怀疑这位患者是淋巴瘤，但是确诊淋巴瘤还需要病理支持。

于是，我们不但请病理医师再次查看本次胃肠镜的病理结果，还把上次手术标本的病理资料也调出来再次阅片。可是有时候淋巴瘤这个诊断对病理医师来说也是非常困难的事情（淋巴瘤的病理诊断绝对是极其专业），病理科医师虽然怀疑是淋巴瘤，却无法确诊，建议进行进一步免疫组化（是指应用抗原与抗体特异性结合的原理，通过化学反应使标记抗体的显色剂显色来确定组织细胞内抗原，对其进行定位、定性及相对定量的研究）。按照治疗原则，肿瘤类疾病如果没有得到病理支持，就不能进行相关的治疗。进行进一步的免疫组化需要 1～2 周，由于担心患者在这段等待的时期病情会不断恶化，临床医师和患者家属都心急如焚。查房时，患者哀求说"救救我"，让我觉得自己除了再去催促病理医师以外束手无策。大约十天后的一个清晨，病理诊断终于有了一个初步结果：淋巴瘤。但却在仅仅几个小时后，患者就因为再次消化道大出血过世了。

为此，我心里一直很愧疚。

庆幸的是，随着消化病理界的不断进步，现在对淋巴瘤的鉴别已经有了巨大的进步，我们临床医生的水平也有了很大的进步。我们更期待每一位临床医生都有足够的精力来更好地对待每一位患者。

医者的心声

克罗恩病和淋巴瘤的鉴别有时候会非常困难。

故事 11 快乐的"摘帽子"

我在给许多炎症性肠病患者做诊断（俗称"戴帽子"，指给确诊的患者戴上炎症性肠病这类疾病的帽子）的同时，也非常开心地给一些患者"摘帽子"。其中最乐意摘帽子的一类患者是因为一些皮肤疾病而导致的结肠溃疡。

数年前，有一位 14 岁的小男孩转到我们医院，他在一周前因为出现急剧腹痛、白细胞增加，并伴有腹部明显压痛，被诊断为"阑尾炎"。当地外科因小患者腹痛剧烈，经科室讨论，为其进行了急诊手术。但在手术过程中，外科医师发现，患者的阑尾并没有明显炎症，反而是小肠有多发的节段性炎症，怀疑是克罗恩病，而且，术后小患者的腹痛症状也没有明显好转，因此急诊转诊到我们炎症性肠病组。

小男孩来住院时，我正好有时间独自去病房转一下。因为孩子年纪小，又刚做过手术，所以我格外留神询问他的病史。在问诊的时候，我突然发现在他输液的左手胳膊上有几个暗红色的小点点。

我心里一动，问到："这些小红点是什么时候出现的？"

小家伙的爸爸漫不经心地回答："有好几天了，医师说大概是药物过敏造成的"。

我接着问："这些红点是在手术前就有吗？"

"是呀！"

我接着又仔细检查了孩子的下肢和其他部位的皮肤，均没有发现异常。按照我的经验，这些小红点很可能是一种叫作"过敏性紫癜"的皮肤病的表现。

过敏性紫癜是一种侵犯皮肤和其他器官细小动脉和毛细血管的过敏性血管炎，发病原因可能是病原体感染、某些药物作用、过敏等致使体内形成 IgA 或 IgG 类循环免疫复合物，沉积于真皮上层毛细血管从而引起血管炎。这个疾病主要表现为紫癜，同时还常常伴有腹痛、关节痛和肾损害。并且，这个疾病多发于学龄期儿童和青少年，是儿童时期最常见的一种血管炎。

考虑到自己毕竟不是皮肤科专家，并且小男孩的紫癜部位也不典型，所以我马上联系皮肤科专家过来会诊。

小男孩的爸爸困惑地问："难道这些红点不是过敏？"

我解释说，药物过敏的皮疹一般是压之褪色的，而皮肤紫癜是不褪色的。不过小男孩的皮疹部位是在胳膊上，并非是过敏性紫癜最常见的负重部位（比如四肢伸侧，尤其是双下肢、踝关节周围和臀部），所以是否真的是过敏性紫癜还是需要皮肤科专家来鉴定。

皮肤科专家很快赶到病房，经检查小患者的皮疹后，对我说："是过敏性紫癜"。

"那手术时所看到小肠多发的节段性炎症是不是也是过敏性紫癜所导致的？"我问皮肤科专家。

他回答："完全有可能。"

也就是说，小男孩的"阑尾炎"其实是因过敏性紫癜影响到肠道，导致他出现严重腹痛（有的患者还会有血便），即所谓的"腹型紫癜"。典型的过敏性紫癜常常伴有肾脏受累（有血尿或蛋白尿）、关节痛等表现，但小部分患者发病初期会出现明显腹痛，皮肤表现却没有出现，或者像这个小男孩一样，皮肤表现在不典型的部位，很容易被忽略。这种误诊的确也不少见。

皮肤科专家接着说："我们科室曾经在数天内，从手术台上救下来好几位患者呢！"

原来，连我们医院也发生过类似的事情——腹痛的患者被送去急诊手术，但是在术前的手术台上（幸好是手术前，因为这个时候患者都需要更换手术服，同时消毒的时候也暴露了很多皮肤）被发现皮肤有紫癜，从而避免了手术。

"文献报道，如果过敏性紫癜不伴有皮肤紫癜，疾病将很容易被误诊为急性阑尾炎、肠梗阻，甚至内脏穿孔、腹膜炎、急性局限性肠炎，急性发作的时候还需要和克罗恩病加以鉴别呢！"皮肤科专家说。

"那要怎样治疗呢？"小男孩的爸爸着急地问。

"就用糖皮质激素吧，因为腹部受累还是比较严重的。"皮肤科专家说。

小男孩在激素治疗后，病情迅速好转，没几天就转回了当地医院继续医治。

从此后，任何一位因急性发作被怀疑为"克罗恩病"的患者我都会对其进行仔细的体检，也因此给许多位"克罗恩病"患者摘了帽子。但也有一次，一位住院患者持续严重腹痛，我虽然怀疑紫癜，也多次体检他的皮肤，但是却一直没有发现异常。结果，在我们病区主管医师更为仔细的检查下，在他臀部发现紫癜——原来，由于多日卧床，他的臀部是最低位，而紫癜恰好好发在负重部位（大部分患者负重在双下肢、踝关节周围，卧床的患者恰恰是臀部噢）。

看来，真的是需要对每一位急性腹痛的患者做更为仔细的皮肤检查呢！

 医者的心声

急性腹痛的患者需要做皮肤的详细体检，需要考虑过敏性紫癜的可能性。

故事 12　明明是车祸后我才出现腹痛的嘛

这是一个发生在很多年前很有喜感的故事。

有一天，我没有像以往在炎症性肠病专科门诊出诊，而是在消化科普通门诊。那天患者不是很多，有一位叫阿长的中年男性患者，拿着一份外科的出院小结来就诊，上面写着"克罗恩病，小肠切除术后"。

我一看是克罗恩病，就特别来劲——"你是克罗恩病患者呀，那正好找我看呀！"当时我基本就是这个架势。又一问，他居然是我老乡，就更来劲了。

阿长是两个月前出现腹痛症状，吃东西后症状加重，在老家进行腹部胃肠造影等检查后，发现有小肠局部狭窄、溃疡、肠瘘形成，因此怀疑为克罗恩病，转到我们科室检查小肠 CT 显示小肠不但有狭窄，而且邻近系膜增厚，呈"梳齿状"。这些都很像典型的克罗恩病的 CT 表现，但是除了这处小肠有问题以外，其他克罗恩病的表现却没有。考虑到这处狭窄有明显症状，就转到外科手术，外科手术时候的确发现有肠瘘，于是也考虑为克罗恩病，最后病理报告也提示为克罗恩病——这样，阿长的克罗恩病诊断结果就出现在他的出院小结上了。

虽然克罗恩病的确诊依据有些不足，但是阿长毕竟有手术和术后病理的依据，感觉的确应该可以确诊为克罗恩病！

但是阿长很郁闷地抱怨："为什么说我是克罗恩病，明明是车祸后我才出现腹痛的嘛！"

我仔细一问得知，原来他的腹痛是在两个月前的一次车祸后出现的，而且，车祸中他被对方车上的坚硬零件撞击了腹部，使得他被车撞飞出去，最后导致他全身多处骨折。在骨折住院期间，他逐渐出现腹痛，而且症状越来越重，最后不得不送到我们医院就诊。

他愤愤地说："我觉得这次手术就是车祸导致的！"

而且，如果这次手术与车祸相关，那所支付的医药费就可以让对方出，如果是克罗恩病，那就和车祸无关，医药费就需要阿长自己出了！

当然，阿长说的仅仅是他的一面之词，而医师作诊断需要凭证据，必须要尊重真相。

真相到底是什么呢？

既然按照克罗恩病的 WHO 诊断标准，阿长只能满足两条，那就意味着他可能真的不是真的克罗恩病。而这个时候，手术标本的显微镜下表现就非常重要了——需要对术后标本的病理切片进行重新阅片。

因为克罗恩病是在国内相对少见的疾病，国内病理医师在当时对克罗恩病的经验还不够，会不会是因为内外科医师都说患者是克罗恩病，病理医师也就有了一个先入为主的印象，所以也认为患者患的是克罗恩病呢？

为此，必须找一个权威的克罗恩病的病理专家来进行确诊。

于是我想到了我们医院和美国加州大学洛杉矶分校（UCLA）病理科有非常好的合作，也许可以帮我的老乡解决病理诊断的问题。

阿长爽快地同意把手术病理切片送到美国会诊，两周后会诊报告显示"不倾向克罗恩病"。

这个美国病理报道让我和阿长都很兴奋。但这次的小肠狭窄和肠瘘到底是不是由外伤引起的呢？

我和科室的年轻医师一起查了一些文献，发现国外报道中有腹部闭合性损伤等原因导致的类似改变，其中也有被误诊为克罗恩病的，也就是说，阿长的疾病真的有可能是这次车祸导致的！因为撞击导致局部肠道血管缺血，也因此出现小肠狭窄、肠瘘等慢性炎症的改变。

于是，我积极联系了外科、病理科医师，硬是把"确诊克罗恩病"的诊断修改为"小肠肠瘘"——毕竟这是事实，他目前还无法确诊为克罗恩病。

如果阿长患上的是克罗恩病，术后是需要用药的，如果不用药或早或晚都会使病情复发，如果是因车祸造成的，术后一般就不会复发了。

6年后我们对阿长进行了随访，得知他的病情并无复发。

通过此事我想，有时候，哪怕是抱怨，患者的话语中的确常常富含真相！倾听，往往是我们医师寻找真相的最佳途径。

同时，我也在不断地提醒自己，让自己在多年以后，仍可持续保持当初那样的好奇，依旧饱有那样愿意不屈不挠地寻找真相的热情。

 医者的心声

作为医师，要仔细倾听患者的话，哪怕是抱怨。倾听，往往是我们寻找真相的最佳途径。术后"确诊"的诊断也可能是错误的。

故事 13　　那个阴险的小肠克罗恩病呀

2007年第一次出国是去美国加州大学洛杉矶分校，当时学的是临床教学。在大学里面听了很多课程，印象非常深刻的课程之一是炎症性肠病，授课老师是一位对专业感到十分自豪的炎症性肠病外科医师。当时他介绍小肠克罗恩病（就是克罗恩病累及的部位是小肠）的时候，用了insidious（阴险的）这个特别的形容词。

从此以后，我就牢牢地记住了这个单词，并且在日后无数的临床病例中，深深地体会到这个形容词的含义。

小肠克罗恩病，可以在几乎毫无预兆的情况下突然出现小肠急性穿孔、梗阻。可以是一个"胃痛"很多年的患者的真正疼痛原因。可以让一个看上去一般情况很好的克罗恩病患者的小肠CT上显示面目狰狞的严重慢性肠瘘。可以让一个从来都"健康"的年轻人突然发现自己原来一半的小肠都已经有明显的慢性炎症。可以让以为自己再也没有术后复发这么一回事的克罗恩病患者术后突然再次陷入需要急诊手术的地步……

诸如此类的斑斑劣迹，举不胜举呀！

所谓"阴险"，首先是阴。就是小肠克罗恩病常常会在患者不知不觉的情况下慢慢发展，这种炎症可以让患者完全没有不适感，血液C反应蛋白、红细胞沉积率这些炎症指标也会完全正常。也就是说，患者感觉一切正常，血化验也一切正常，因此常常会使大家都觉得诸事太平。但是，这正如"温水煮青蛙"，这种缓慢进展的炎症积累到一定程度，会在某一个时刻暴发——"水沸腾了"！"阴险"一词中的"险"开始出现。于是，患者会突然出现明显的腹痛或者发热等症状，然后患者的小肠检查（比如小肠 CT 或小肠磁共振）就会显示小肠已有非常明显的异常。

所以，一位从来没有不适感觉的小伙子在感到腹痛的几天内检查居然发现自己的小肠有多发的节段性的黏膜增厚，局部甚至有小肠狭窄。一个认真工作的公务员在进餐后的深夜突然出现肠穿孔，急诊手术后才发现自己的小肠克罗恩病已经严重到引起这次穿孔。一个所有血化验都正常的偶然腹痛的患者突然被医师告知"你的小肠有严重的肠瘘"。一个有轻度贫血的女生突然被告知自己的小肠有很多溃疡，原来一直导致自己贫血的不是月经，而是这些小肠溃疡……

很多克罗恩病患者起病隐匿，如果累及大肠为主，许多患者会有程度不一的腹泻（毕竟结肠是吸收水分的主要器官），有时候还有大便中出血，因此相对容易引起患者注意，结肠镜检查也就可以比较快地发现病灶。但是小肠克罗恩病（尤其是仅累及小肠的这一类克罗恩病）往往非常非常隐匿，因为，小肠的主要功能是吸收营养，而小肠长 3 ~ 5 米，如果是其中几段小肠出现慢性炎症，剩余的小肠照样可以很好地吸收营养物质，因此刚开始的时候完全可以没有任何症状。直到这些慢慢发展的炎症累积到一定程度，患者才会出现临床症状。因此，小肠克罗恩病相对结肠克罗恩病更不容易早期诊断，血炎症指标（如 C 反应蛋白、红细胞沉积率）本身也不容易反映病情波动。

　　这也是为什么我们这些炎症性肠病专科医师总反复需要强调一个重要理念：永远不要仅凭症状的严重程度来判断一个小肠克罗恩病患者真实的疾病严重度！永远不要！永远不要！永远不要！重要的事情说三次。

　　那我们该如何判断这个阴险的小肠克罗恩病患者的病情呢？

　　我想有以下几个方法：①小肠镜是最标准的判断病情严重程度的方法，但是，小肠镜相对操作麻烦、昂贵，普及度较低；②粪钙卫蛋白是仅次于小肠镜的评估肠道炎症的方法，最简便可行；③小肠 CT 或小肠磁共振可以全面评估小肠克罗恩病的范围、炎症程度、脓肿和瘘管等情况；④胶囊内镜可用于排除小肠克罗恩病（关于胶囊内镜，具体见下一个章节）。

　　对于这个阴险毒辣的小肠克罗恩病，我们医患都需要有特别正面、积极的态度。专业炎症性肠病医师诊治和准确到位的患者教育尤其重要。

医者的心声

　　永远不要仅凭症状严重度来判断一个小肠克罗恩病患者真实的疾病严重度，小肠克罗恩病常常临床表现得很"阴险"。

故事 14   胶囊内镜居然又被卡住啦

关于胶囊内镜，十几年前那是一个传奇的发明，毕竟吞一颗胶囊就可以看到小肠的录像真的很神奇。随着国产胶囊的大力普及，很多基层医院也可以开展胶囊内镜的监测了。但可能也正是由于普及率太高，很多时候不适合胶囊内镜检查的患者也被安排了胶囊内镜检查。

有一次，一位中年女性来到 307 门诊，她坐下来就说："我胶囊内镜第二次被卡住了……"

我很好奇，毕竟被胶囊内镜卡两次的人很少。

她说，去年因为脐周疼痛在一家医院就诊，当时医师怀疑她有小肠克罗恩病，就给她吞了一颗胶囊，然后——卡住了！

这检查步骤虽不算是最合理，但毕竟不明原因腹痛吞一颗胶囊来明确原因也勉强算是可以理解的。通过这颗卡住的胶囊，医师发现她的小肠有多发纵向溃疡，诊断考虑小肠克罗恩病。

"然后呢？"

"然后就手术切了这段小肠；然后就确诊了小肠克罗恩病；然后就服用预防克罗恩病术后复发的药物硫唑嘌呤。"

"然后呢？"

"然后——又卡住了！"

"那为什么第二次又卡住了？"我忍不住问。

"因为我不信任那家让我卡住的医院，就换了另一家医院就诊，结果这家医院医师说我既然手术切除了狭窄，就可以用胶囊内镜来看看剩余的小肠是否有复发。"她很有点不好意思地回答。

"噢……"

没想到虽然外科医师切除了病变严重的那一段小肠，剩余的小肠还部分有炎症；术后虽然有药物预防复发，但仍没有完全控制住病情，剩余的小肠还是出现狭窄，导致再次服用胶囊后，胶囊再次滞留。

唉，这真是对天长叹呐！

胶囊内镜在克罗恩病的诊断中有一定的价值，但是其最主要的作用是用于排除小肠克罗恩病。上一章节提到，很多小肠克罗恩病可以在患者几乎无症状的情况下已经发展为肠腔明显狭窄，一颗胶囊就可能因此滞留在这段病变的小肠中。并且，术后随访也不推荐胶囊内镜，就如这位患者那样，医师以为她小肠术后应该没什么问题了，但胶囊吞了居然又滞留了。所以，对怀疑克罗恩病的患者做胶囊内镜前一定要尽量先做小肠 CT 或磁共振，如果发现局部肠腔狭窄尽量不用胶囊内镜。

但有时候很不幸，虽然我们这样做了，还是有患者的胶囊内镜会意外地被卡住。

前不久，有一位妈妈为了她独子的胶囊内镜来到门诊。大约3个月前，他的孩子因为腹痛1个月被收入病房，在做了系列检查后，除发现回肠末端肠壁稍增厚以外，没有发现其他异常。我们看了小肠 CT，觉得没有梗阻的征象，其他各项化验结果也是好的，就建议她的孩子做一个胶囊内镜来排除小肠疾病。结果，胶囊居然滞留了（这种情况虽然很不常见，但的确是有可能出现的，所以国外有条件的医院会先让患者吞服一颗探路胶囊，大小和正式的胶囊一样，但是一旦卡住了会自己降解，如果这个探路胶囊卡住了，就说明患者不适合做正式的胶囊内镜检查，否则就相对安全）。

虽然胶囊内镜图像显示回肠有多发纵行小溃疡，临床怀疑克罗恩病，算是找到患者腹痛的原因了，但胶囊滞留总让人感觉是不好的一件事情。于是，我建议患者尽快短期服用激素来缓解局部炎症，这样很可能有助于胶囊排出，毕竟患者的小肠梗阻还不是太明显，之前也有患者通过激素短期治疗后排出胶囊的案例，但是，激素是需要患者签字且有一定副作用的药物。这个妈妈非常焦虑，不愿意孩子服用激素。通过沟通，她选择让孩子做全肠内营养，也就是除了服用营养液，其他什么食物都不吃。如果全肠内营养起效，胶囊也有可能会排出体外。

4 个月后，这个焦虑的妈妈再次出现在门诊，手里拿着的腹部平片显示，胶囊依然滞留在小肠。她说儿子很难做到全肠内营养，但是因为症状不明显也没有复诊，一拖再拖，几个月的时间就这么过去了。

我也有点着急，4 个月胶囊还不排出真的出乎意料。同时也有点内疚，毕竟这颗胶囊是我让她儿子吞服后才滞留的。看了一下片子，小肠镜取胶囊估计难以成功，因为部位太远了。所幸这些溃疡都集中在小肠的最远端（也就是回肠远端），其他部位都没有发现溃疡。一般我们认为胶囊如果滞留就意味着这处的狭窄已经到达可以手术的程度，但是毕竟对这位患者而言，他没有明显的腹痛，现在手术并不合适。因此，我再次建议患者短期使用激素，并再三说明短期使用激素其实副作用并不大。但是这位妈妈依旧非常犹豫和焦虑。

看得出她极其矛盾的心理：既着急儿子的疾病，又舍不得让儿子承担药物副作用的风险，并且对疾病也充满恐惧。在这样的心理作用下，这位妈妈就把所有的注意力都集中在胶囊上——胶囊不排出，就完了！其实通过胶囊内镜已经发现了小肠溃疡，就是这些溃疡才导致肠腔有狭窄，胶囊才滞留的呀！因此，应该赶紧治疗溃疡。可是，话说了一箩筐，这位妈妈还是愁眉不展。

我灵机一动，指着一旁跟随我门诊的志愿者（志愿者相关内容后面会专门介绍）对这位妈妈说："你看，这位志愿者也是一位小肠溃疡的克罗恩病患者，比你儿子还小几岁呢，也曾服用激素，你看他现在不是很好嘛！"

然后，这位妈妈突然像抓住救命稻草一样转向志愿者。我们可爱的志愿者也立即向她介绍起自己的病情和治疗情况。他们两人就在门诊一旁开始愉快地沟通起来。

大约十分钟后，这位焦虑的妈妈居然像换了一个人一样找到我，并展现出我从未见过的笑容，告诉我她同意让儿子短期服用激素。然后，信心满满地离开了诊室。

接下来的一次门诊，她开心地说儿子的胶囊内镜已经顺利排出了，而且原来增高的粪钙卫蛋白也恢复了正常，她再三表示以后一定按照医师说的话去做，自己再也不恐惧疾病了。看到这位精神面貌已经焕然一新的妈妈，我一直悬着的心也终于放下了。

所以必须承认：榜样的力量是无穷的。有时候，医师说一百句话，敌不过病友的一句话。哈哈，这大概就是"同伴支持"的巨大力量吧！

其实胶囊内镜滞留是这项检查最麻烦的缺点，有报告显示，在肠道潜血患者中胶囊滞留的发生率为 2.2%，在疑似克罗恩病患者中的发生率为 5.4%，在确诊克罗恩病患者中的发生率为 13%。

可见，对于确诊或怀疑克罗恩病的患者，都要慎用胶囊内镜。不过话也说回来，如果需要排除小肠克罗恩病，胶囊内镜不失为一种简便的方法。

医者的心声

无论是确诊还是怀疑克罗恩病的患者，都要慎用胶囊内镜，因为这类患者胶囊滞留的风险相对大。

故事 *15*　为什么要做这么多病理活检

作为被怀疑炎症性肠病的患者，结直肠镜甚至小肠镜是无法避免的检查。

小王就是一位被怀疑溃疡性结肠炎的患者，他非常勇敢，坚持不做无痛肠镜，这样在给他做肠镜的时候他可以直接看到屏幕上自己大肠的情况。当看到我在给他取活检的时候，他有点紧张，后来又看到我取了好多个部位的活检，他就有点纳闷，问我为什么取这么多？我于是和他简单解释了一下多块活检的意义。

如果怀疑患上溃疡性结肠炎，一般通过结直肠镜（也就是大家俗称的"肠镜"）就可以看清楚整个大肠（一般医师还会尽量做到回肠末端，也就是小肠的最后一段）。对于溃疡性结肠炎的诊断来说，这个结直肠镜是最为关键的检查，不但可以看到大肠各部位是否有炎症、糜烂或溃疡，还可以取病理活检（就是内镜医师通过肠镜上的活检通道夹出小块的肠黏膜，做成薄薄的病理切片放在显微镜下观看），这对于溃疡性结肠炎的诊断至关重要。

如果怀疑患上克罗恩病，检查就相对会复杂很多，因为克罗恩病是可以累及到全消化道（从口腔到肛门任何一个部位都可以出现病灶），所以，医师就需要给怀疑克罗恩病的患者做整个消化道的检查，一般胃镜可以完整的观察食管、胃、十二指肠球部，肠镜可以观察直肠和结肠。但是这胃和肠中间的小肠是相对观察比较困难的部位。对大部分患者，医师会建议进行小肠CT或小肠磁共振检查，然后再根据具体情况决定是否进一步做胶囊内镜或小肠镜检查。

所有的内镜检查都有一个非常重要的功能：取活检。活检对诊断溃疡性结肠炎或克罗恩病都极其重要，而且，诊断不明的患者做肠镜的时候需要尽量"多点活检"，就是指取6个甚至更多的部位（包括回肠末端、直肠等），而且每个部位需至少取2块，就算这些部位看上去是正常的也应该取，因为一来肉眼看着正常的显微镜下可能会有异常发现，二来病理医师也需要根据不同部位是否有炎症来帮助诊断和鉴别诊断。

所以，病理医师有时候是最好的治疗医师——如果没有好的病理医师，对炎症性肠病就很难作出正确的诊断，那后面的治疗就更无从谈起了！如果病理诊断出现差错，那就会导致选择错误的治疗方案。第一步错，以后就可能步步错，最终甚至可能给患者带来灾难性的后果。

就算是诊断明确的炎症性肠病患者，在以后的治疗中也离不开病理医师，比如通过内镜复查了解黏膜愈合的情况、复发时排除各种感染、长期病程时监测癌变等都离不开病理医师的帮助。当然，很多时候（比如疾病未确诊的时候，癌变筛查的时候），病理医师会希望临床医师尽量多取标本，这样，他们就可以通过这些标本获得更多、更准确的信息，为后续的正确治疗指引道路。

所以，当你看到内镜医师给你在内镜检查的时候取了看上去比较多的病理部位时（当然收费也不得不增加了），请一定要理解！此外，活检肯定会出现少量出血，一般都是自限性的，不需要过于担心。

　　由于炎症性肠病在国内还不多见，炎症性肠病的专科医师资源也非常缺乏，而对炎症性肠病相关疾病有经验的病理医师就更少了。一般国内很多病理医师最重视的是标本里面是否有癌细胞，毕竟病理医师给出的这类报告是最直接关系到患者命运的判决书。绝大部分炎症性肠病标本上并无癌细胞，所以往往不是专业做炎症性肠病病理检验的医师都仅仅在报告单上写"黏膜慢性炎"之类的结果，而这些信息对判定炎症性肠病是远远不够的。要做好炎症性肠病病理医师，需要掌握的知识很多，比如所谓慢性炎的病因可以是感染、药物、炎症性肠病等，要从病理中的各种细节挖掘出疾病诊断，有时候真的需要像福尔摩斯一样有敏锐的观察力、丰富的知识和动态的思路，同时还需要和临床医师有很好的沟通。所以，患者如果能遇到一位有经验的炎症性肠病病理医师是很幸运的。

　　但是，要求每家医院的病理医师都擅长炎症性肠病相关的病理诊断是不切实际的，所以很多时候，病理会诊有积极的意义。

医者的心声

　　专业的病理医师对炎症性肠病的诊治非常重要，有时候病情需要多处活检。

故事 16　小肠 CT 和小肠磁共振的区别和使用

16 岁的小夏虽然年纪不大，但已经有两年的克罗恩病病史，而且去过很多大医院。第一次来 307 诊室的时候，已经有丰富就诊经历的他带来了所有曾经做过的检查单子，除了一大堆血化验单、肠镜单，他还带来了厚厚的一叠 CT 片，里面有腹部 CT 平扫片、增强片以及小肠 CT 等，光是粗略看一遍这些 CT 片就花了我不少时间。从最初病情认定至今，2 年内辗转过多家医院就医，我仔细数了一下，他一共做过 5 次 CT 检查。

"以后不要太频繁地做 CT 检查"，我对他说。

小夏顿时有点紧张："听说 CT 检查对人身体不好，那我以后会不会有问题呀？"

这个说来话长！

CT 检查是临床检查中重要的一项，但因此带来的电离辐射的确也需要引起重视。不同部位的 CT 检查，其 CT 辐射量也是不一样的，一次腹部 CT 大概是 8～10mSv（mSv 指毫西弗，这是一个辐射剂量单位的量）。1mSv 辐射到底有多大呢？联合国原子辐射效应委员会（UNSCEAR）公布的资料显示：地球上每人每年平均会受到来自天然放射性核素的辐射剂量约为 2.4mSv（范围为 1～13mSv）。我国规定：一名在医院放射科工作的医务人员，每 5 年辐射的接受剂量不能超过 100mSv，每年最大限量时 50mSv。由此可以看出腹部 CT 的确是比较"狠"的检查。

"那我做了这么多次，会有什么不良后果？"小夏一听更紧张了，赶紧再次追问。

辐射对人体是否有影响，取决于一次受辐射量、受辐射总量、受辐射时间，还有人体对这些辐射的调节功能。电离辐射的效应是累积性的，也就是说，做的 CT 次数越多，受辐射总量也就越多，对人体的不良影响就越大。

据美国 FDA 研究认为，接受 10mSv 的电离辐射，死于癌症几率增加 0.05%。这种概率当然是不高，也不需要过度紧张其风险，但是如果按照小夏这样的频率经常做腹部 CT，多年累计起来，危险性就会稍有累加。

小夏稍微松了一口气，毕竟他只是两年内做了 5 次，还不能算多年。

但是对于克罗恩病而言，疾病是终生性的，在以后的随访过程中，需要定期做影像检查来监测病情控制情况。如果每次都用 CT 做检查，积累起来恐怕日后对小夏也是不利的，这方面的科研也有证实。CT 辐射致癌的风险，可以理解为数年后发生癌症的风险。流行病学证据表明放射引起的癌症常延迟出现，与自然发生的肿瘤的发病年龄相近，主要在 45 ～ 85 岁。

还有很重要的一点是 CT 辐射对不同年龄的人产生的影响是

不一样的，其中儿童和青少年是最容易受到不利影响的人群，因为他们正处于生长发育阶段，细胞增殖旺盛，对射线更加敏感，而且他们预期的寿命更长，所以反复 CT 检查的潜在危害也相对更大。年龄越小，辐射诱发癌症的可能性越大。所以在美国梅奥医院，小于 35 岁的克罗恩病患者都是尽量做小肠磁共振为主，大于 35 岁的才做小肠 CT。

小夏着急地问："那以后我需要做随访的时候怎么办呢？"

"还有磁共振成像检查呢！"我回答。

需要了解的是磁共振成像检查需时 20 ~ 30 分钟左右，而 CT 仅需数分钟即可完成扫描，所以一般医院预约 CT 相对快，预约磁共振就慢很多。因此，对需要尽快明确诊断，尤其是急性发作的、有手术评估需要的患者，选择小肠 CT 增强检查是没有问题的，但是对于常规的疾病随访 / 疗效评估这些不着急的情况，应该首选小肠磁共振检查。毕竟，和 CT 相比，磁共振成像检查引起的潜在风险明显降低。不过，磁共振成像检查也不是万能的，对于幽闭恐惧症、安装起搏器或其他植入性装置的患者是不适用的，也有患者会对磁共振的造影剂过敏，而且肠腔气体和肠运动也容易产生磁共振上的伪影。

另外，还要顺便说一下，增强 CT 所使用的碘对比剂有致敏和损害肾功能的副作用。所以，有过敏、哮喘或肾功能不好的患者务必引起注意！孕妇不能做 CT 更是大家都应该清楚了解的！

　　最后还有一点需要提醒大家，如果做 CT 或磁共振的目的是为了了解小肠情况，那就需要做专门的小肠 CT 或小肠磁共振，这两个检查都是要求检查前规定时间内服用足够剂量的等渗甘露醇液（其目的是为了让小肠尽量充盈扩开以便观察），同时在检查前注射肠道解痉的药物，这样做的目的都是尽量让小肠可以清晰显示。

医者的心声

　　儿童和青少年不适合反复做 CT 检查。如果做 CT 或磁共振的目的是为了了解小肠情况，那就需要做专门的小肠 CT 或小肠磁共振。

故事 17　为何低风险克罗恩病患者的治疗反而难

老缪是我多年的老病号，多年前因为肠梗阻手术过一次，术后确诊是克罗恩病，但是手术后情况一直很好，没有临床症状。因为那次手术切除了所有不好的小肠，而且老缪年纪也大于 40 岁，没有穿孔也没有肛周疾病等高危因素，属于复发低危的患者，我一直给他定期查粪钙卫蛋白，每次都很正常，所以就一直没给他用药（有时候，不用药也是一种治疗方法）。但是没用药的老缪总觉得不应该没药吃，因此老想吃点药物。

治疗克罗恩病的药物有很多种，美沙拉嗪、糖皮质激素、免疫抑制剂和生物制剂等。老缪病情不严重，暂时不需要服用激素及免疫抑制剂这一类的药物，更不需要服用生物制剂，所以我就让他服用美沙拉嗪。

老缪规规矩矩地服药，规规矩矩地检测粪钙卫蛋白，也一直没出现任何症状。我以为他的病情应该控制良好，也放松了警惕，一直没给他做小肠磁共振随访。谁知 3 年后，老缪突然出现了肠梗阻症状，病灶部位还是在原来的手术部位。

我觉得有点对不起老缪，暗自内疚了很久，毕竟是我太放松警惕了，以为他不会这么快复发。

如果我早点让他服用免疫抑制剂，老谬的肠梗阻会不会就能晚点复发？但是免疫抑制剂也是毒副作用相对比较大的药物，过早使用是不是也不合适呢？这个使用的时机好难把控呀！小肠克罗恩病的随访也存在一定难度，要确切地知道病情就需要做小肠镜，而每做一次小肠镜也无疑是一次大检查。

直到我看到美国胃肠病学会克罗恩病临床指南里面的一句话我才有点释怀——"治疗低风险/疾病进展温和的克罗恩病患者，在临床上是一个难题。"

其实老谬就是属于这样的情况。他疾病不严重，进展很慢，虽然用生物制剂或者免疫抑制剂当然有效，但又觉得有种杀鸡用牛刀的感觉。而且这两类药物都是相对有较多副作用的药物，更不要说生物制剂昂贵的费用了，这些顾虑都导致我认为这些药物对老谬并不很合适。于是，就只有美沙拉嗪了。

美沙拉嗪是一类局部抗炎药，在肠腔内起效，这类药物可有效治疗溃疡性结肠炎，在轻度克罗恩病中也曾被广泛使用，但目前尚缺乏治疗克罗恩病有效性的确切证据。因此，美沙拉嗪治疗克罗恩病是否有效一直存在争议。使用美沙拉嗪往往可以让轻度腹泻的克罗恩病患者症状改善，既往也有文献报道美沙拉嗪可能对克罗恩病治疗（包括预防复发）有利，但是非常遗憾的是与安慰剂相比，美沙拉嗪治疗优势的统计学证据非常弱，口服美沙拉嗪不适合用于中重度克罗恩病的诱导缓解、维持缓解，更无法实现黏膜愈合。所以，近期国外的克罗恩病治疗指南大部分都不推荐将这类药物长期用于克罗恩病治疗。

正如老谬那样，使用美沙拉嗪仅仅使他偶尔腹泻的症状得以改善或缓解，但是随着时间推移，他还是出现了再次梗阻的并发症。于是，在处理好老谬的肠梗阻后，我为他换用硫唑嘌呤来维持治疗，并且希望他 1～2 年复查小肠磁共振甚至小肠镜，以观察药物治疗是否真正有效。

医者的心声

治疗低风险 / 疾病进展温和的克罗恩病患者，在临床上是一个难题，目前缺乏美沙拉嗪可长期治疗克罗恩病确切的有效性证据。

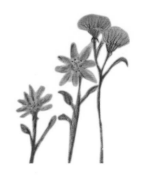

故事 18　升阶梯还是降阶梯

16 岁是人生中最美好的年龄，可是小乐却出现了反复的腹泻、腹痛，最后还并发了肛瘘，在外院经过痛苦的全消化道系列检查后，胶囊内镜检查发现其小肠下段有多发的大小不一的溃疡，且回肠末端有典型的纵向溃疡，病理结果也有典型的克罗恩病表现。

小乐的母亲是一位皮肤白皙的漂亮妈妈，问诊还没说几句，她就流下了眼泪——没有哪位母亲能忍心看到自己的孩子居然在这么年轻的时候就遭受疾病的折磨。尤其当她看到自己一手带大的大男孩，麻醉后无助地躺在内镜室准备做胃肠镜的时候，每次回忆起那样的场景，泪水就忍不住地流下来。

我愿意花更多时间让她尽情流泪，很多时候泪水其实可以带走很多忧伤，而在门诊诊间落下的泪水也是患者和家属对医师一种真诚的敞开和可贵的信任。我安慰她说："克罗恩病属于一种良性的疾病，而且，你们当地的医师很给力，孩子诊断得很早，目前溃疡还不严重。只要早诊断、早治疗，80% 的患者可以和正常人几乎一样地学习、结婚、生活和工作。"

小乐妈妈终于止住了泪水。

我赶紧继续说道："孩子已经做了很多检查，不如我们来讨论一下如何用药吧！"

"我家儿子好无辜，这么小就要打针、吃药。听说药物有很多副作用，您说我儿子该用什么药物合适呢？"

我于是给她介绍了小乐炎症性肠病治疗中升阶梯和降阶梯治疗方法。所谓的"升阶梯"治疗，指先用美沙拉嗪、局部激素这类药物，效果不好再用全身激素和免疫制剂，再逐步升为生物制剂，最后是手术治疗；而"降阶梯"治疗，指的是不必经过"升阶梯治疗"阶段，在疾病活动期诱导缓解的时候一开始就给予更强的药物，比如生物制剂甚至联合免疫抑制剂，疾病控制后再"降阶梯"。

"那我儿子适合哪一种治疗方法呢？"

我向她分析说，对于治疗克罗恩病，我们不但要评估诊断时患者的病情，而且需要根据现在的病情来尽量预测疾病的将来，高危因素越多的患者常常病情发展越快，治疗也需要越积极，比如合并肛周病变、广泛性病变（累计病变累及肠段＞100厘米）、食管胃十二指肠病变、发病年龄轻及首次发病即需要激素治疗等情况，都是属于高危情况。而她的儿子因为有肛瘘、病变广泛（胃、小肠、大肠都有溃疡）和年龄小这些因素，所以应该尽量先用生物制剂来积极控制病情发展，待病情缓解后再考虑降级治疗。只有对这类高危患者早期积极治疗才可能减少以后的并发症甚至减少手术概率。

　　而且，生物制剂的治疗还有一个良好的治疗机会窗，如果诊断得早，患者在这个比较早期的治疗机会窗就得到有效的治疗，不但疗效好，而且药物副作用也相对少呢！

早期干预是预防疾病进展的关键

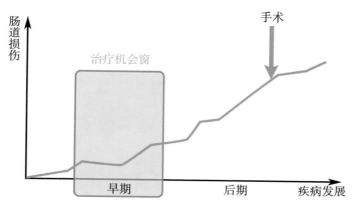

克罗恩病患者的治疗机会窗：早期干预
是预防疾病进展的关键

　　"我听说一开始就使用这么高级的药物不好，会不会我儿子以后就会无药可治了呢？"妈妈担心地追问。

　　这还真是一个非常常见的问题呢！很多患者会觉得自己疾病好像还没有严重到要用这么"高级"的药物，同时也担心自己用了这类药物以后再使用其他药物无效的顾虑。

　　这两个担忧固然可以理解，但都是没有必要的。

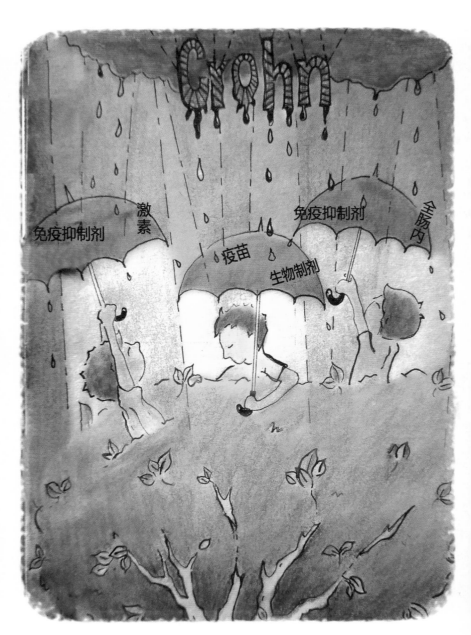

对于炎症性肠病的治疗，最重要的理念是在合适的时间给合适的患者用合适的药物，其实也就是个体化治疗的意思。如前所述，好的医师不但要评估患者在就诊那个时候的情况，也要根据很多线索进一步判断患者的预后（也就是接下来的疾病发展情况）。像小乐这样的孩子，虽然就诊的时候还不是太严重，但是存在多种高危因素，由此可以认为他的预后不好，也就是说在接下来的将来疾病很可能会发展得比较快。所以，对这一类的患者应该先用生物制剂这一类相对层次比较高的药物治疗，等溃疡好转后再考虑用降一个阶梯的药物（比如免疫抑制剂）治疗，这就是所谓的降阶梯治疗。这种方案的好处是在疾病严重之前就控制住病情，可以最大程度地保护肠道，减少日后并发症。小乐完全可以在用生物制剂抑制住病情发展后换用其他药物，所以，也不存在因为使用生物制剂导致无法使用其他药物的问题。

小乐妈妈听了以后放心多了，但还是追问："不是说抗生素这些药物，当用了高档的，其他药物就会无效吗？"

原来是因为这个原因！小乐妈妈文化程度比较高，既往她掌握的医学知识告诉她，如果过早使用高档抗生素可能导致以后使用其他抗生素无效。

我赶紧向她解释，生物制剂不是抗生素，虽然的确也有耐药性的问题（这个问题以后的章节会提到），但需要换药时可以采用其他类型的药物，不同于抗生素的耐药情况，所以不需要过度担心。

　　同时，并非所有患者都需要一开始就用生物制剂，如果根据病情评估，认为疾病可能发展不快（就是低危的患者），就可以先用其他药物，当这类药物控制不好的时候，再升阶梯用再高层次的药物。这就是升阶梯治疗，这个方法的特点是一般患者比较容易接受，价格也相对便宜，但需要尽量准确、及时地评价病情发展，以免药物治疗力度不够。

　　其实，对克罗恩病的治疗方案特别重要的是要遵循"个体化"的原则，这个"个体化"考验的是诊治医师的水平和经验，国外就有专家将之称为"art of medicine（医学艺术）"，我对此深表赞同。

　　听完我的解释，小乐妈妈的脸色轻松多了，并愉快地接受了小乐生物制剂的治疗方案。

　　一年后小乐的肠道溃疡全部愈合，我们于是给他进行了降阶梯治疗。

医者的心声

　　炎症性肠病的治疗最重要的理念是在合适的时间给合适的患者用合适的药物，也就是个体化治疗的意思，这个"个体化"考验的是诊治医师的临床水平和经验，对于高危因素多的患者可考虑降阶梯治疗。

我也知道激素不好，但是就是减不下来呀

这天我和来进修的马医师一起在 307 诊室看到老范终于可以自己走到门诊诊间，虽然步伐还不够有力，但终于不用长期卧床了，觉得由衷地欣慰。

老范是 4 个月前我在院外会诊的时候遇到并将他转来我们医院治疗的，他因为多年严重的溃疡性结肠炎反复发作而不得不经常使用糖皮质激素。以前每次使用糖皮质激素的时候，腹泻、腹痛都会立即好转，但是近期药物的疗效越来越差，当遇到我会诊时，不但大剂量的激素都已无效，他还出现了高热等症状。

我第一次看到老范的肠镜时忍不住皱起了眉头，肠镜里看到全结肠都是深大的溃疡，部分看上去超出了一般溃疡性结肠炎的肠道溃疡深度。

——会不会有合并巨细胞病毒感染的可能性呢？

说起巨细胞病毒，那是一种常见的病毒，一旦感染则终生携带病毒，但巨细胞病毒为机会致病病毒，感染后可有轻微非特异症状（发热、乏力），之后一般呈潜伏感染状态（非致病性）。

对于溃疡性结肠炎患者，尤其是长期使用激素、免疫抑制剂的患者，潜伏的巨细胞病毒就可以重新激活，导致肠道炎症明显加重，甚至导致脑炎、肺炎等情况。

我对老范说，我们赶紧把最近的肠镜病理切片送到病理科加做一个巨细胞病毒的免疫组化，果然，几天后病理科报告显示阳性。我们给老范加了抗病毒药物后他的高热逐渐好转，老范就顺利出院了。这次来门诊调整药物，我们于是开始逐步减少老范的激素使用剂量。

说起这个糖皮质激素，老范可是超级有经验了：每次病情一发作，激素加到 10 片就可以很快控制住病情，然后慢慢减量（他也知道激素不能老是长期使用），但是一减少到 4 片后就开始复发，只好又重新增加激素量，这样反反复复用了几个循环，算下来老范用激素总的时间居然超过两年了。

这两年的时间里，虽然大部分时候肠炎可以在激素剂量大的时候得到控制，但是老范的血糖明显增加，而且，最近一年他觉得腰部疼痛明显，近期几乎已经无法直立行走，连躺在床上都觉得很不舒服。

的确，对于老范这样的中重度溃疡性结肠炎，还有其他活动性克罗恩病患者，激素治疗是合适的。激素有很多种类，以常用的泼尼松为例（5mg 每片），一般推荐使用量一般为每天 0.75 ～ 1mg/kg，达到症状完全缓解开始逐步减量。一般每周减 5mg，减至每天 20mg 时每周减 2.5mg 至停用，快速减量会导致早期复发。

按照老范提供的病历，之前他使用激素还是比较规范的，基本都是按照上述的用法、用量，而且还在服药同时补充了钙剂和维生素 D。但可惜的是，每次激素减量到一定程度时，疾病就会复发，因此不得不长期使用。

其实，老范和他原来的主治医师都知道激素的副作用，比如外貌上老范有典型的满月脸、水牛背、皮肤变薄，有经验的医师一看就知道他在长期服用激素。至于并发巨细胞病毒感染，也和激素密切相关。他的糖尿病和背痛（严重的骨质疏松导致的）也是因为长期使用激素，有的患者甚至还会出现股骨头坏死，真的是很糟糕呢！

老范嘟囔着说："我也知道激素不好，但就是减不下来呀！"

激素减不下来的原因很多，像老范这种情况主要是因为没有使用让"激素分流"的一类药物，这一类药物最常用的是免疫抑制剂等维持缓解的药物。所谓的维持缓解，就是可以让病情维持在不复发的状况，激素虽然可以控制病情（也就是可以起到诱导缓解的功能），但没有维持缓解的功能，而免疫抑制剂这一类药物可以让病情长期维持缓解，能让老范这样长期接受糖皮质激素治疗的患者可以逐渐减少激素剂量，甚至完全停用，这样当然就有助于炎症性肠病患者减少因长期应用糖皮质激素而导致的不良反应。

老范赶紧说："那赶紧给我用免疫抑制剂吧，是不是副作用会小很多？"

我忍不住笑了，"老范，免疫抑制剂的副作用也不小哦！"

所谓的免疫抑制剂就是对机体的免疫反应具有抑制作用的

药物，有很多种类，硫唑嘌呤（azathioprine，AZA）和甲氨蝶呤（methotrexate，MTX）是最常用的两类免疫抑制剂，这两种药物起效很缓慢，大多需要 2 ~ 3 个月以上。

免疫抑制剂副作用是比较常见的，以硫唑嘌呤为例，很多病人在治疗早期（治疗 2 ~ 3 周）出现发热、皮疹、关节痛、恶心、腹泻及肝炎等，发生率约为 5%；其次，常见的辅作用主要是骨髓抑制，表现为外周血白细胞减少、贫血、血小板减少，其中白细胞减少最多见，少部分患者还会出现肝功能损害、胰腺炎。

老范一听又郁闷了，"这药物咋听上去这么可怕啊！"

我安慰他说："虽然有这么多副作用，而且使用的时候需要患者签字，其实 70% 左右的患者可以耐受其副作用，硫唑嘌呤一直是治疗炎症性肠病的重要药物。因为起效比较缓慢，大部分时候会和激素一起使用，激素逐步减量后硫唑嘌呤也逐步发挥作用。"

老范咬咬牙："用吧！"

在一旁跟着我门诊的进修医师马医师问："陈老师，是不是需要做硫嘌呤 S- 甲基转移酶（TPMP）和 NUDT15 基因检测？"

"是呀，有条件就最好做一下吧！"我建议老范在使用硫唑嘌呤前检测一个 TPMP 和 NUT15 基因，虽然算算做这两个检测费用需要好几百。

为什么要查这个？硫唑嘌呤在体内代谢需要多种酶协调起作用，这个硫嘌呤甲基转移酶（TPMT）就是其中重要的一种。其中一条代谢通道就是最后生成了 6- 硫鸟嘌呤核苷酸（6-TGN），这个 6-TGN 可以通过多种途径抑制细胞增生和炎症反应，是硫唑嘌呤的主要有效治疗成分，但同时也是导致骨髓抑制的代谢产物。而硫唑嘌呤的治疗作用和不良反应取决于各个代谢酶活性之间的平衡，如果 TPMT 酶活性缺失时，硫唑嘌呤的代谢过程就会向 6-TGN 的合成方向倾斜，这样虽然 6-TGN 合成增多，但同时发生骨髓抑制的风险增加。不同人群的 TPMT 基因多态性不同，如果患者是野生型纯合子，那就是说硫唑嘌呤会代谢到另外一条途径，生成的 6-TGN 就少，也就是说患者在服用硫唑嘌呤后白细胞就不容易减少，使用起来相对安全，那这类患者就可使用足量的硫唑嘌呤；而如果患者检测显示是杂合子，起始剂量就建议标准剂量的 30% ~ 70%；如果患者检测出来 TPMT 基因是突变纯合子，那就意味着这类患者使用硫唑嘌呤很容易导致白细胞明显下降，就推荐更换其他免疫抑制剂，若必须使用硫唑嘌呤，那建议用标准剂量的 10%。

"那为啥要做两个基因？"马医师接着问。

说来话长呀——那是因为在亚洲炎症性肠病患者的研究中发现，TPMT 野生型患者发生白细胞减少的比例居然还是高达 15.8%（也就是说，对于亚洲人而言，虽然上面说的 TPMT 检测理论上应该可以比较安全地使用硫唑嘌呤，但实际上还是不少患者出现了白细胞减少）。

那为什么会这样呢？

原来，除了 TPMT 这个原因以外，还存在其他导致白细胞减少的临床和 / 或遗传因素。进一步的研究发现，有一个叫 NUDT15 的酶，它可以降解硫唑嘌呤的活性代谢产物 6-TGTP（属于 6-TGN 的一种），从而避免细胞毒性的产生。而如果 NUDT15 突变，则会因为减少 6-TGN 清除而导致细胞毒性增加的途径，也会导致硫唑嘌呤相关的白细胞减少。这样的意思就是说，如果患者是携带突变型 NUDT15 的患者中，发生白细胞减少就比较概率大。而且研究还显示对于亚洲人而言，很可能 NUDT15 的作用更高于 TPMT 基因。

"噢，明白了"，小马点头表示理解。"那就是说，这两个基因都有指导价值，只是对于我们亚洲患者而言，NUDT15 基因更重要。如果患者是突变型 NUDT15 基因携带者，那发生白细胞减少的概率明显增加，我们最好再进一步监测 6-TGN 浓度调整治疗。"

小马真是聪明的医师，学习能力很强，总结到位，总体意思就是：如果检测一下这两个基因，对预测患者是否在使用硫唑嘌呤后容易出现白细胞减少这件事情有指导价值。所以呢，使用硫唑嘌呤前可以考虑做一下基因检测，这样更安全一些。如果有条件，还可以在治疗过程中检测 6-TGN 浓度来做进一步药物剂量的调节。

不过，基因检测并非万能，也并非必须做，一般限于在有条件开展的中心做，在硫唑嘌呤使用过程中，最最重要的还是监测白细胞改变。

老范虽然听得云里雾里，但还是直点头。

于是我给老范查了基因检测，结果显示一切都正常，于是老范准备开始服用硫唑嘌呤了。

我让老范按照常规手续签了字（毕竟硫唑嘌呤是属于副作用比较大的药物，按照医院要求需要患者签字），同时拿出一张印有硫唑嘌呤注意事项的纸张，这是我们专门为使用硫唑嘌呤的患者设计的，在上面明明白白地写清楚一些注意事项，比如用药期间应全程监测、定期随诊：第1个月每周复查1次血常规，每2周复查肝功能，第2～3个月内每2周复查1次血常规，每4周复查肝功能，之后内每月复查血常规，半年后血常规检查间隔时间可视情况适当延长，但不能停止。硫唑嘌呤的不良反应在服药3个月内比较常见，又以第1个月最常见（也有发生在一年后的极少数病例）。所以这头1～3个月最关键，一旦发现明显的副作用就应该及时处理。比如白细胞明显下降后就需要立即停药，严重的需要立即就医。

"那如果白细胞明显降低了，我该怎么办？"老范有点紧张。

"及时专科就诊呀！"我对着老范曾经做过的一张血常规化验上的白细胞数字说，"如果你的白细胞只是稍微低于正常值，那可以不停硫唑嘌呤，同时口服一些升白细胞的药物，密切观察白细胞。不过如果白细胞低于3500/UL（也就是3.5×10^9/L），就非常需要考虑停药了。一旦已经低于2000/UL，那就必须立即停用嘌呤类免疫抑制剂，同时可以考虑使用重组人粒细胞集落刺激因子。因为白细胞是人类对各种感染进行抵御的一道最重要的防线，如果损害明显，就可能导致严重感染，甚至危及生命呢。"

"听上去好可怕。"老范有点紧张。

"但是你基因检测都正常，一般情况下不会出现这么严重的白细胞减少，我们按照规范的检测来做，应该是比较安全的。就算是出现白细胞减低了，尽快停药就可以了。"

老范点头表示明白了。

3 个月后，老范终于停用了所有的激素，一直用硫唑嘌呤维持。

半年后老范的血糖恢复了正常，再也没有腰痛了，不但不需要卧床，走路也没有任何问题。

虽然老范前面的路还是很难，但是总算可以暂时摆脱激素的困扰了。

医者的心声

糖皮质激素类药物不能长期使用，硫唑嘌呤为代表的免疫抑制剂是非常重要的激素分流药物，是维持缓解的重要药物。使用前有条件的中心可以做 TPMP 和 NUDT15 酶的基因检测，不过最重要的是用药期间应全程监测、定期随诊，一旦发现明显的副作用可及时处理。

故事 20　我想为硫唑嘌呤辩解几句

这天，有位焦急的母亲通过好大夫网站咨询关于患克罗恩病的孩子疾病复发的问题，我虽然予以答复了，但是心里却总是有点堵。

为什么呢？

因为这位母亲说，孩子被诊断为克罗恩病，经在正规医院住院，通过使用激素和硫唑嘌呤治疗后病情稳定。但是，孩子出院后在网上看了一些内容后，认为硫唑嘌呤毒性大，因此自己擅自停用了数年（这种情况真的很常见，作为医师我表示伤心），这直接导致疾病的再次发作，而且病情非常严重，手术不可避免。

在这里我真的需要为为硫唑嘌呤辩解几句，因为太多患者误解它了。

首先，硫唑嘌呤属于免疫抑制剂，是治疗中重度克罗恩病和溃疡性结肠炎最重要的药物之一。在维持用药（也就是在疾病得到控制后预防其复发的药物）当中，各种免疫抑制剂也是最关键的药物，而硫唑嘌呤就是其中名列第一的最常用的药物。对于终身性的慢性疾病，如何维持用药、预防复发是最大的学问。因此，如何预防疾病复发对一名炎症性肠病专科医师来说是最大的学问。而预防复发最重要的药物就包括硫唑嘌呤等免疫抑制剂。

83

最新的文献也表明，免疫抑制剂可以显著降低炎症性肠病患者的手术和住院风险。

其次，硫唑嘌呤的副作用的确不少，最常见的是造成患者白细胞减少、肝功能损伤，此外还有皮疹、流感样症状、急性胰腺炎甚至淋巴瘤等。以上绝大部分副作用是可以控制的，只要在有经验的专科医师那里好好随访，基本上不会有什么大问题。有条件的患者也可以在服用药物前检测相应的基因来预测白细胞减少的可能性（最为重要的是用药期间密切监测白细胞和肝功能，一旦发现白细胞明显减少要特别重视，及时就医，具体见上一个故事）。如果能及时发现副作用，停药后基本上都可以好转，没有必要对硫唑嘌呤存有过度恐惧之心。何况，大约 70% 的患者在使用硫唑嘌呤期间并没有出现任何副作用呢！

还有，硫唑嘌呤的副作用往往出现在服用的前两个月，而药物起效又基本上需要 2 ~ 3 个月以上。这个矛盾点也正是许多患者不愿意用药之处。因此，很多患者在服药初期都只能感受到药物的一些副作用，根本体会不到它的任何好处。对于这点，真的希望患者们可以坚持一下，因为克罗恩病是终身性的慢性疾病，如果没有好的药物维持，长期用激素一类的药物会产生严重副作用（避免长期使用激素是在炎症性肠病照护的质量控制中最重要的一点）。只要可以耐受并坚持下去，就可以慢慢看到硫唑嘌呤这一类维持药物的有效性了，许多老患者对此都非常有体会。也希望新患者有机会的话，可以多和老患者沟通沟通。不少门诊患者多次和我提到坚持服用硫唑嘌呤后症状明显好转，复发率也明显减少。也有大量文献证明硫唑嘌呤可以减少克罗恩病的复发。

当然，硫唑嘌呤并非是预防复发的唯一药物，少部分患者无法耐受时，可以改用其他的药物（比如甲氨蝶呤、沙利度胺等）来维持治疗。目前国际上很多生物制剂也有很好的维持疗效，而且副作用相对小。只是在我国，生物制剂种类还是明显少于发达国家，并且价格也较贵，以致许多患者在经济上无法承受。因此，目前在我国以硫唑嘌呤为代表的免疫抑制剂，其地位还是极其重要的，至于具体如何规范使用及使用剂量和疗程等问题都是需要我们这些专科医师根据患者的实际病情和体质进行个体化治疗的。

总之，目前国内在治疗炎症性肠病的漫长征途中，硫唑嘌呤这一类的药物常常是最重要的武器。请大家切勿随意停药！请务必和自己的专科医师好好沟通哦！

还有几点希望大家注意：第一，使用药物期间不要暴晒太阳，以减少皮肤癌发病；第二，女性患者每年需进行妇科筛查，以排除宫颈癌。对于长期服药的患者，这两点是需要注意的。另外，对于 EB 病毒抗体为阴性的患者，应尽量不用硫唑嘌呤（因为国外有研究显示 EB 病毒抗体全部阴性的患者在使用硫唑嘌呤后如果出现 EB 病毒感染，则相对容易患淋巴瘤，尤其是男性年轻患者。不过所幸绝大部分患者都是曾经在成长的过程中不知不觉地感染过 EB 病毒了），患有癌症的患者也不能服用硫唑嘌呤。

最后，还想说明一点（这点我会不断强调）：对于患有炎症性肠病尤其克罗恩病的患者，自我感觉好还不够，因为很多时候疾病会是悄悄进展的。如果按照考试成绩 100 分满分来比喻，自我感觉好只能达到 60 分，而我们医师希望患者可以到达 90 分。该图为笔者和插图师共同制作，在我们医院的炎症性肠病专科门诊起到了很大的作用，只有黏膜愈合（也就是内镜下原来的溃疡都愈合），才可以有效地减少手术次数、改善预后和提高生活质量，这一点大量文献和临床经验都已证实，而硫唑嘌呤等药物正是可以提高黏膜愈合概率的药物。无论是医师还是患者，大家千万不要觉得 60 分（没有临床表现）就满意了，如果因为症状好转就擅自停药（就像前面那个孩子一样），疾病很可能会很快复发，有时候甚至会导致严重后果。

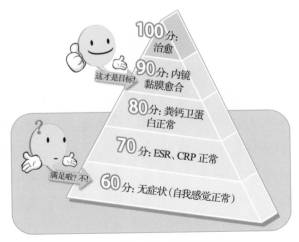

克罗恩病患者的治疗目标示意图

医者的心声

　　硫唑嘌呤是炎症性肠病重要的维持用药，在治疗炎症性肠病的漫长征途中，以硫唑嘌呤为代表的免疫抑制剂类的药物常常是最重要的武器。另外，不能仅因为无症状或恐惧药物副作用而自行停药。

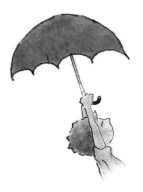

故事 21　甲氨蝶呤其实也是一种好药

　　小芬是一位秀美的年轻姑娘，腹部隐痛了好几年，一直以为是胃病，今年出现腹泻，做了肠镜才发现原来是克罗恩病。我给她用了激素和硫唑嘌呤进行治疗，但可惜每次激素减量后，她的白细胞总是会下降到两千多，以致不能耐受硫唑嘌呤，于是我建议她改为服用另一种很不错的免疫抑制剂甲氨蝶呤（MTX）。

　　甲氨蝶呤其实是一种非常老的老药。我们做医师的都知道，一种至今还在使用的老药一定有它独特的魅力，否则早就被这个新药迭出的时代淘汰了。

　　那甲氨蝶呤到底有多么老，又有什么独特魅力呢?

　　其实使用甲氨蝶呤最多的并不是我们这些炎症性肠病医师，而是风湿科医师，它甚至很多年都是美国风湿科医师处方中使用频率最高的药物。虽然甲氨蝶呤是在遥远的 1948 年上市的，当时其适应证还是急性白血病（硫唑嘌呤也曾经是用于治疗儿童白血病的药物），但随后医师们发现其实甲氨蝶呤绝对是可以称得上价廉物美的药物，哪怕在各种生物制剂花样翻新的现在，甲氨蝶呤在风湿科和炎症性肠病科都依然有自己的一席之地。

　　至今甲氨蝶呤依然是治疗类风湿关节炎等风湿科疾病的重要

药物，甚至有风湿科专家冠之"风湿免疫性炎症的神药"的头衔。所以，绝对不要因为它便宜而小看它，这绝对是价廉物美的最好典范。它和硫唑嘌呤一样作为激素的分流药物（指帮助减少和摆脱激素用量的药物），是炎症性肠病维持治疗的重要免疫抑制剂。甚至近年有专家认为甲氨蝶呤在治疗克罗恩病上的地位可以排在硫唑嘌呤前面，因为它的疗效确切并且副作用比硫唑嘌呤更小一点。虽然在溃疡性结肠炎的治疗中，甲氨蝶呤的临床科研证据不够，但许多专家的临床经验还是认为甲氨蝶呤对治疗溃疡性结肠炎依然有疗效。

小芬听完我的解释，表示非常乐意接受甲氨蝶呤的治疗，于是按照医院常规，我请她在免疫抑制剂使用签字表上签名，同时提醒她："在服用甲氨蝶呤时是不能怀孕的，如需妊娠，应提前停药 3～6 个月。"

小芬一听又有点郁闷了，"为什么？您不是说它还是挺安全的吗？"

我回答："毕竟甲氨蝶呤是属于细胞毒性药物，只能说是相对安全，使用时还是需要重视副作用的，否则为什么服用前还需要患者签字呢？"

服用甲氨蝶呤早期的不良反应以胃肠道反应最为常见。和服用硫唑嘌呤一样，服用甲氨蝶呤的头 4 周，患者需要每周检测血常规和肝功能，1 个月之后，需每月定期检测全血细胞和肝功能。

服用甲氨蝶呤时不能怀孕，是由于其为抗叶酸类药物，它会竞争性地抑制体内叶酸的生成，而我们都知道妊娠期妇女对叶酸的需求是特别高的，所以妊娠是服用甲氨蝶呤的禁忌证，用药期间及停药后 3 ~ 6 个月内都应避免妊娠。

长期使用甲氨蝶呤的副作用主要是对肝功能的影响，比如肝酶增高的发生率较高，不过大部分患者仅仅是轻度增高，只有3.7% 的患者会因为肝功能异常而停药。还有少部分患者长期使用后可能出现肺纤维化，所以患者需要定期监测肺功能，但是这个比例是很低的，不需要过度担心。

小芬点头表示理解并接受。

我接着让助手给小芬再进一步强化一些药物相关知识。

有研究报道，可通过补充叶酸来减少服用甲氨蝶呤引起的副作用。使用甲氨蝶呤治疗的患者，若加用叶酸可降低 35.8% 的肝脏毒性。所以不管患者是选择口服或者皮下注射甲氨蝶呤，都需要在使用甲氨蝶呤后的第二天或第三天口服叶酸 5mg，这样可以预防药物的部分副作用。

对于甲氨蝶呤，还有一点需要重点提醒患者，甲氨蝶呤的使用方法是每周一次（口服或皮下）。是每周一次！每周一次！每周一次！重要的事情说三遍。其实在门诊中，医师都是反复和患者强调这个特别的服药频率，我曾在很多年前遇到一位风湿科患者错误地在每天服用甲氨蝶呤后出现严重的口腔溃疡和胃部溃疡。

关于选择口服还是皮下注射，在炎症性肠病的治疗指南里面明确指出注射疗效优于口服。但甲氨蝶呤针剂在国内治疗炎症性肠病患者时有两个麻烦的问题。

第一，合适剂量的针剂很少。一般我们给炎症性肠病患者皮下注射的剂量是 10～20mg，但国内剂量大部分都是高剂量的（比如 1000mg，500mg，这种剂型基本上是为其他疾病化疗时使用甲氨蝶呤而设置的），而国内最小剂量也是一针 50mg，因此在给炎症性肠病患者使用时，需要进行相应的配制，非常麻烦。第二，甲氨蝶呤在国内都是作为化疗药物管理的，也就是说，护士在为患者注射时需按照化疗药物来操作，这样会导致很多医院的门诊护士对这个药物的使用很缺乏经验。以上两个问题直接导致国内注射甲氨蝶呤非常困难，患者仅能在一些炎症性肠病中心可以长期使用，而且就算是在这些中心可以使用，患者每周去炎症性肠病中心注射也是非常不便利的。所以，国际上也有很多地区因类似原因造成患者不得不以口服甲氨蝶呤为主。

不过，美国和欧洲在十几年前就有了甲氨蝶呤预充笔，类似胰岛素注射针，患者可以自己给自己注射，这样就没有我上面说到的注射途径困难了。这样真的很棒，可惜国内目前还没有。期待过几年国内也可以有这样的产品。

其实对于任何疾病，使用最贵的药物不一定代表是最高级的治疗，最贵的药物更不一定是最合适的药物。甲氨蝶呤可以说是一个代表药物了，合理使用会给炎症性肠病患者带来不少好处。

当然，甲氨蝶呤的疗效不很强，使用甲氨蝶呤也有很多注意事项，如我们前面所言，首先是要避免怀孕，需要停药 3～6 个月才可以妊娠；其次是也要定期监测血常规和肝肾功能；还要注意及时补充叶酸等小细节。

医者的心声

甲氨蝶呤也是一种非常重要的免疫抑制剂，每周使用一次，针剂效果更好。服用的时候需要补充叶酸，需要避孕。

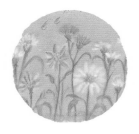

一种有很多故事的老药

　　爱珍今年 30 岁，在杭州打工，她虽然文化程度不算很高，但反应敏捷，我每次和她沟通都很顺畅。这次来到 307 诊室的时候她显得很郁闷，因为她被诊断克罗恩病后一开始服用的是激素和硫唑嘌呤，虽然效果很不错，但是停用激素后就会出现白细胞明显减少，因此上次就诊时，我把处方中的免疫抑制剂改为了甲氨蝶呤，可又发现她的肝功能检查显示肝酶明显增高，所以她非常苦恼。

　　因为爱珍的疾病不但累及结肠，小肠也有多段累及，是比较高危的一种类型，必须使用一种免疫抑制剂来维持，所以我强烈建议她使用生物制剂来治疗。但爱珍是外省人，两夫妻在浙江打工数年，一年家庭总收入也就 5 万左右，完全无法承受生物制剂的高额费用。

　　但是，必须想一种办法来解决问题呀！

　　"怎么办呢，陈主任？"爱珍通过前几次门诊，已经基本理解自己疾病的严重性，非常担心疾病一旦控制不住，就会导致日后不得不手术切除肠道。

　　我说："那我们再试试沙利度胺吧！"

　　爱珍很信任我，马上就点头答应了，但仍担心地问："沙利度胺是什么东西？会不会又有副作用？"

这个沙利度胺的故事可是有点多。

沙利度胺也叫反应停，为什么叫这个名字呢？1959 年沙利度胺最先在德国上市，当时是作为镇静剂和止痛剂的一种神奇药物，很快被发现对于妊娠恶心、呕吐等反应也非常有效，因此被俗成为"反应停"，深受孕妇欢迎，并迅速在欧洲及日本、澳大利亚等国广泛使用。但就在沙利度胺被广泛使用的那短短几年里，这些使用地区均出现了极其罕见并数以万计的患有先天性四肢切断综合征（又称"海豹肢症"，就是婴儿的手脚比正常人短，甚至根本没有手脚，类似海豹）的婴儿，而导致这些畸形儿的罪魁祸首就是当时风靡全球的"反应停"，这也就是著名的"反应停事件"。

当时反应停在欧洲上市，而在美国 FDA 审批的时候，已经报道有很多先天缺陷婴儿的母亲都服用过反应停，但却没有引起足够重视。当时美国负责对此药进行审评的是一位女科学家 Frances Kelsey（凯尔西女士）。凯尔西女士是一位非常认真的科学家，她发现反应停可能可以通过胎盘，因此顶着医药公司的巨大压力，坚持不让该药在美国上市。1961 年，澳大利亚的产科医师在著名杂志《柳叶刀》上发表文章认为反应停和婴儿畸形有关，这个时候医药公司虽然立即收回了发出的药物，但全球却已经有一万多名海豹肢症的婴儿出生。而在美国，因为有凯尔西女士的勇敢坚持，这药物没有被批准上市，因此美国因服用该药所致的畸形婴儿人数非常少。凯尔西女士坚持真理和不妥协的精神使无数婴儿和家庭免受痛苦，也因此在 1962 年，被当时的美国总统肯尼迪授予"杰出联邦公民服务总统奖"，这是政府雇员以美国公民身份可获得的最高荣誉。"反应停"事件引起了公众的注意，美国国会也因此通过了更加严厉的法规，对药物适应证、临床试验等药物监管提出更高要求，从而尽量保证使用药物患者的安全性，使得以后在美国的药物也更加规范安全了。

爱珍听了更担心了，急忙说："这么可怕的药物怎么给我用呢？"

我对爱珍的担心表示理解，连忙拉回话题到克罗恩病上。

虽然孕妇绝对不可以使用沙利度胺，但是它对于很多其他疾病而言都还是一种好药，比如对克罗恩病，沙利度胺治疗难治性克罗恩病在大多数患者中是有效的。一般会在用药 4 周开始起效，最佳疗效时间出现在 6 ~ 8 周。而且国内很多临床研究都显示，沙利度胺对于治疗克罗恩病的疗效很不错，甚至被专家誉为"穷人的类克"（类克是生物制剂英夫利昔单抗的商品名）的名。国内外也都有文献支持沙利度胺治疗难治性克罗恩病的报道，有效率为 40% ~ 80%。因此，沙利度胺是可以用于治疗克罗恩病的二线药物。除了治疗克罗恩病外，沙利度胺在治疗白塞病等疾病上也有不错的效果。

爱珍稍感轻松一些，不过我必须告诉她沙利度胺还是属于副作用比较大的药物。有效不意味着没有其他副作用，约 38% 接受沙利度胺治疗的难治性克罗恩患者会出现神经系统不良反应。神经系统的不良反应包括嗜睡、眩晕、外周神经病变（包括感觉异常、神经质）、失眠、头晕及震颤等；还有 20%～25% 使用沙利度胺的患者会出现皮疹，最严重的会出现中毒性表皮坏死松解症、剥脱性皮炎，虽然这两种皮肤病很罕见，但一旦发生须停用且不得恢复使用。所以，在使用沙利度胺的过程中，要密切观察这些可能产生的副作用。所幸绝大部分患者如果出现副作用，立即停药后即可以恢复。

爱珍表示可以接受，毕竟自己经济条件有限，无法使用生物制剂。爱珍以前用过硫唑嘌呤和甲氨蝶呤都出现了副作用，但都在及时发现后没有出现什么严重的不良后果，也算是有经验的患者了。

我让爱珍在药物使用签字单上签名，同时问她最后一个问题："你的工作是什么？"

爱珍好奇地问："工作也和副作用有关吗？"

"因为沙利度胺还可导致倦怠、嗜睡和头晕，所以驾驶员、机器操纵者这一类工作人员是禁用的。"

爱珍回答："没事没事，我的工作是家政，瞌睡一点问题不大。"

"服用的时候不能怀孕哦，必须在停药 3～6 个月后才可以受孕。"我最后叮嘱一句。

爱珍笑着说："我已经有两个孩子啦，不会再计划要小孩了，放心吧，陈主任。"

爱珍真是一个特别容易沟通的患者，希望她接下来的治疗都顺利。

 医者的心声

沙利度胺治疗难治性炎症性肠病也很有效，但相对副作用大，孕妇禁用，驾驶员、机器操纵者这一类工作人员也禁用。

一定要当一个好妈妈——孕期和哺乳期患者的用药、检查等

曾经有一位三十多岁的女性溃疡性结肠炎患者，病程已有3年，不很严重。在她怀孕45天的时候出现脓血便，当地医师认为孕妇是不能做肠镜的，自然无法知道出血的原因，也就不能用药了，所以这位可怜的孕妇只好一直熬着。一直到快生产的前几天，因为夜里要起床十几次上厕所，实在熬不住了，便来到我们门诊就诊。此时炎症指标已经很高，我只好让她先去产科会诊一下，结果她第二天就生产了，产后立即转到我们科室住院。

因为炎症性肠病以年轻人高发，所以和妊娠相关的问题很多。很多时候因接诊的医师（包括产科医师）对疾病认识不够，炎症性肠病专科和产科的联系也很不够，因此产生的问题很多，非常需要有正确的信息传达到患者那里，当然，医师也需要更多的相应的知识培训。

这天来了一位特别认真的年轻女患者，克罗恩病已确诊1年，并已经在多处就诊，对炎症性肠病的疾病知识了解得很丰富了。这次就诊，她手里拿着笔记本和笔，笔记本上写了满满一页的问题，显然是做好了要问我一大堆问题的准备。我瞄了一眼她的笔记本，发现这是我目前为止遇到的最认真的一个患者，因为上面连孩子出生后的疫苗问题都写上了。

我很欣赏这样的患者。每个成年人都要对自己负责，都应该学会如何管理自己的疾病，尤其是对于炎症性肠病这样的终身性疾病。作为未来的妈妈，为迎接自己的宝宝做好最充分的准备，这绝对是作为一个女患者最重要的事情之一。

作为炎症性肠病专科医师，我曾多次遇到因为怀孕而自行停药导致疾病暴发的女患者，我是一个有两个孩子的母亲，非常理解这些女患者为了肚子里的孩子所作出的牺牲，但同时也深深地为她们感到惋惜。因为，绝大部分炎症性肠病患者所服用的药物，在孕期是可以继续使用的，这些不很了解孕期用药须知的患者反而因为错误的认知影响了自己和孩子的健康。所以这次，我也希望尽量给这位认真做准备的未来妈妈最多、最准确的信息。

在很多平台我们炎症性肠病医师都讲过关于炎症性肠病患者的妊娠相关事宜，我索性想在这里先总结一下，应该可以回答像她这样认真的未来妈妈们或爸爸们的绝大部分困惑。

1. 选择是否生育的问题

欧美国家的研究提示，18% 的克罗恩病患者及 14% 的溃疡性结肠炎患者会选择主动放弃生育。而在正常人群中，仅 6.2% 的人会主动放弃生育。也就是说，炎症性肠病患者更多因为各种原因主动选择了不要孩子。这个结果是可以理解的，毕竟炎症性肠病患者的下一代的患病概率大于正常人，但这不意味着炎症性肠病患者的生育率会下降。

2. 遗传的问题

如果父母亲一方患有炎症性肠病，那他们的子女患溃疡性结肠炎的概率是 2%，患克罗恩病的概率是 3% ~ 5%（不同文献数据稍有不同）。如果父母亲均患有炎症性肠病，那其子女患炎症性肠病的概率是 30%。由于此类疾病是由于患者自身存在易感基因，在特殊的环境影响下触发了炎症性肠病的发生，所以此类疾病是基因和环境相互作用的结果，而环境因素很可能占有更多比重。

3. 生育能力

处于稳定期的炎症性肠病患者，其生育能力与正常人群相似。如果炎症性肠病患者有过盆腔手术病史，其生育率可能稍有下降，但是大部分患者有正常的生育能力。

4. 孕前准备工作

（1）备孕妈妈：应该尽量在怀孕前将疾病控制为缓解期，这样孕期保持疾病缓解的概率可大大增加，对胎儿也是最好的保护。活动期怀孕是和孕期不良结局（比如早产、流产、死胎、胎膜早破及静脉血栓等）最相关的因素。备孕妈妈如在使用甲氨蝶呤和沙利度胺，必须至少停用 3 ~ 6 个月才可以受孕，以避免药物导致胎儿畸形。同时应该戒烟、戒酒以减少孕期复发概率，并补充叶酸、改善营养。

（2）备孕爸爸：服用柳氮磺吡啶（SASP）者可能导致可逆性的不育，建议停药转换为美沙拉嗪 4 个月后再备孕。服用硫唑嘌呤不会增加胎儿畸形概率。服用甲氨蝶呤可能影响精子质量，

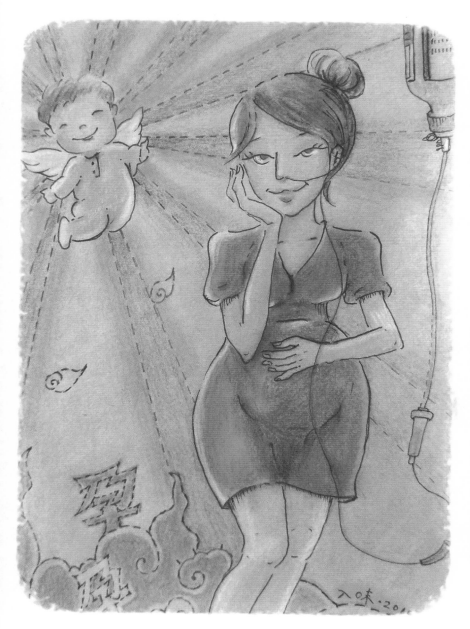

建议在停药 3 ~ 6 个月后备孕。使用抗 TNF 单克隆抗体类药物可能减少精子动力，但不增加孕期并发症。

（3）备孕的爸爸妈妈都应该和自己的炎症性肠病专科医师详细讨论怀孕相关事宜。

（4）孕期疾病活动和孕期不良结局（比如早产、流产、死胎、胎膜早破及静脉血栓等）最密切相关。例如，处于疾病活动期的患者更容易出现早产（概率增加 2 倍），产出低体重儿（概率增加 2 ~ 3 倍），克罗恩病孕妇孕期疾病活动则更容易出现死胎（概率增加 4 ~ 5 倍），并且很多患者需要选择剖宫产。不过幸运的是处于疾病缓解期的患者和非炎症性肠病患者孕期风险是接近的（注意：健康女性也是有流产和胎儿畸形概率的，健康女性流产概率为 12% ~ 15%，胎儿畸形概率为 3%）。

5. 孕期用药

很重要的理念——孕期不用药不意味着胎儿就安全，事实上，孕期疾病活动对胎儿的影响大于药物对胎儿的影响，大部分治疗炎症性肠病的药物可以在孕期继续使用。除了甲氨蝶呤和沙利度胺这两种药物是孕期绝对不可以使用的药，其他维持炎症性肠病缓解的药物绝大部分都可以根据情况继续使用，当然，不同的药物对胎儿的影响是不一样的。

（1）孕期美沙拉嗪类药物应该继续原剂量；如果必须使用柳氮磺吡啶，需要增加每天 2 毫克叶酸。

（2）糖皮质激素类药物：疾病复发需要使用时可以使用，一般来说在孕期认为是相对安全的，虽然曾认为泼尼松在妊娠前

3 个月使用有致腭裂的可能，但最近的大规模研究不支持这个观点。如果孕后期使用较大剂量激素可能会导致新生儿肾上腺功能不全，需要儿科医师检查。建议如果需要使用糖皮质激素类应该尽量控制用有效范围的最低剂量和最短时间。

（3）嘌呤类药物：这类药物在孕期的使用有争论，多数研究认为其虽可以通过胎盘，但剂量小，不会增加新生儿畸形，因此一般不建议停用，但是由于这些药物会抑制免疫，导致免疫力下降而易于感染，这样会使胎儿面临风险，故您需与专科医师进行沟通，并权衡利弊。近期关于炎症性肠病患者孕期安全性的一项大型研究结果显示这类药物不增加畸形和妊娠并发症，但抗 TNF-α 单克隆抗体类药物和嘌呤类药物联合使用可能增加胎儿感染风险——所以建议尽量妊娠期单用一种药物（如果抗 TNF-α 单克隆抗体类药物和嘌呤类联合的患者需要停一种药物，则尽量停嘌呤类药物），孕期尽量不启动嘌呤类药物的使用。

（4）在服用甲氨蝶呤和沙利度胺（反应停）期间怀孕：因发生胎儿畸形风险明显增加，建议及时终止妊娠。虽然国外有专家认为女性患者如果使用甲氨蝶呤期间意外受孕，建议停药并服用大剂量叶酸、咨询产科。不过我想在国内这样继续妊娠的风险太大，还是建议终止妊娠为好。

（5）抗 TNF-α 单克隆抗体类药物：药物孕中后期可以通过胎盘，以前是建议用到孕 22 周左右，但最近几年的研究认为对孕晚期停药病情活动风险高的患者可以一直使用到孕 32 周，认为对这些风险大的患者维持使用该类药物还是利大于弊；单独使用该类药物不增加胎儿先天异常和感染风险（但也有报道认为会增加胎儿感染风险）。阿达木单抗可以在生产前 2 ~ 3 周最后一次使用，英夫利昔单抗在生产前 6 ~ 10 周最后一次使用；但需要注意英夫利昔单抗在胎儿体内可以长达 7 个月（阿达木单抗可以在胎儿体内长达 4 个月），而且浓度很高。因此抗 TNF-α 单克隆抗体类药物孕期使用建议：如果黏膜愈合得很好，可考虑孕 22 ~ 24 周停用英夫利昔单抗（孕 32 ~ 34 周停阿达木单抗），否则可以一直用药（英夫利昔单抗用到生产前 6 ~ 10 周，阿达木单抗用到生产前 2 ~ 3 周），并且顺利生产后 24 ~ 48 小时可以立即使用（注意产后使用的前提是无感染）。

6. 孕期检查问题

一般孕期不建议做全结肠镜检查，因为担心泻药准备或检查过程对胎儿不利。但是对大部分需要做肠镜检查的炎症性肠病患者来说，直肠乙状结肠镜可以反应很多疾病情况，而这个检查简单易行，一般不会引起早产、宫缩等各种不良事件，病情需要的话可以进行直肠乙状结肠镜检查。CT 一般在孕期是禁止的，磁共振检查可以根据病情决定是否需要进行。

7. 是否需要剖宫产

有肛周活动性炎症的患者建议剖宫产，因为阴道分娩可能会导致肛周炎症加重。有储袋（指溃疡性结肠炎患者术中医生用部分回肠做成具有类似大肠功能的袋子来部分替代切除的大肠）的患者也可以考虑剖宫产，虽然阴道分娩不会影响储袋，但是可能会影响肛门括约肌的功能，而对储袋患者来说，这个功能特别重要。

8. 哺乳期用药问题

　　鼓励炎症性肠病母亲给胎儿哺乳。因为母乳喂养的益处大于母乳中的药物浓度，事实上母乳中很多炎症性肠病治疗药物的浓度都比较低（比如抗 TNF-α 单克隆抗体类药物浓度在乳汁中的比例就 <1%），而且生物制剂这一类药物都是蛋白质，婴儿的胃肠道可以消化这些蛋白质。国外有一个著名的妊娠相关的研究叫PIANO 研究，该研究显示使用抗 TNF-α 单克隆抗体类药物的母亲哺乳的婴儿发育正常，也没有增加感染，不过这些还需要大量日后的研究数据来进一步证实。在使用激素、美沙拉嗪的妈妈都可以哺乳（服用美沙拉嗪的妈妈的婴儿可能有腹泻风险；妈妈服用的激素如果剂量每天大于 40 毫克的话就需要服用激素 4 小时后挤出乳汁后再哺乳）。如果妈妈是在服用硫唑嘌呤或 6- 巯基嘌呤，可以把早上的母乳泵出弃用（因为这个时候的母乳中药物浓度最高），接下来的母乳都可以用于给婴儿使用，但也有文献认为最好人工喂养。如果是在使用甲氨蝶呤、环孢素或一些抗生素的妈妈建议不要母乳喂养。

9. 疫苗

　　目前仅有抗 TNF-α 单克隆抗体类药物对婴儿疫苗方面的研究。如果母亲孕期使用抗 TNF-α 单克隆抗体类药物，在婴儿出生后一直到 6 ~ 12 个月，应避免注射有活性的疫苗（比如卡介苗就是有活性的疫苗，发达国家是不需要注射的，但在我国，婴儿都需要常规注射，所以这里特别提醒大家注意），其他无活性的疫苗均可以照常进行。

10. 如何更好地做好对自己孩子的预防工作

这是一个大难题，虽然目前科学家们也不明确哪种方法可以预防孩子得这种疾病，但是鉴于该疾病在发达国家更加常见，还有流行病显示的一些调查结果，可能有些措施是有保护作用的，比如减少西式的生活方式（减少垃圾食物的摄入，减少各种商业饮料的摄入等），尽量母乳喂养孩子，少吃油炸食物，多吃有机食物，多吃蔬菜水果及减少不必要的抗生素的使用等，这些符合人类自古以来适应的天然的生活方式可能可以减少炎症性肠病的发生。

医者的心声

妊娠相关的注意事项很多，请大家认真学习（具体见上）。

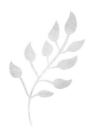

故事 24 什么是达标治疗

小王是一个有十多年克罗恩病病史的老病号，久病成良医，已经对自己的疾病用药非常有经验了。因为他一直以来的 C 反应蛋白、红细胞沉积率的检验结果都很正常，自我感觉也很好，所以已经有一年多没有来就诊，只是单纯靠药维持治疗。这次来看门诊主要是因为在患者群里听其他患者在讨论"达标治疗"，他觉得很好奇，也想看看自己目前的状态算不算达标。

其实，无论是对于炎症性肠病专科医师还是对于患者来说，治疗理念都是最重要的。比如对小王这样的克罗恩病患者的治疗，极其重要的一个理念就是"达标治疗"。

达标治疗是什么意思呢？就是我们先设定一个目标，然后努力完成这个目标。比如高血压，专家们设定（通常都是一个由专家们组成的权威组织来完成这个设定，当然这个设定都是有大量科学依据的）高血压患者的降压目标为 < 140/90mmHg，所有医师和患者都会把这个数据作为控制高血压的一个目标去努力。只有这样，才可以减少高血压导致的各种并发症。

对于炎症性肠病患者也是一样，炎症性肠病的达标治疗理念最先由美国学者提出，并于 2015 年由国际炎症性肠病组织发起的学术委员会讨论并投票达成炎症性肠病治疗目标的专家共识。

这个共识确立了 12 条炎症性肠病达标治疗推荐意见，将临床缓解、患者主诉缓解和内镜缓解设定为炎症性肠病达标治疗的目标，并将影像学缓解设定为无法行内镜检查的克罗恩病患者的治疗目标。

说得更加通俗易懂一点，治疗炎症性肠病设定目标就如同我们小时候设定考试目标一样，我们可以把炎症性肠病的治疗目标设定如下：①黏膜愈合可看作是考试成绩里面的 90 分（100 分且看作是疾病治愈，目前全世界尚都无法做到）。②临床缓解（就是腹痛腹泻等各种临床症状改善）可以理解为考试成绩 60 分（这当然是考试刚及格的意思，也是炎症性肠病的"初级治疗目标"），在炎症性肠病的治疗过程中，黏膜愈合往往滞后于临床症状缓解。也就是说，如同考试那样，我们可以先争取考试及格（60 分，即症状缓解），然后再向 90 分的高分进军（即黏膜愈合）。我还为此特意设计了一张简单的炎症性肠病患者考分，每次在门诊和病人解说时都发挥了不错的作用。

有研究显示，临床症状缓解的克罗恩病患者中仅 56.9% 可达到黏膜愈合，也就是说，在疾病恢复的过程中黏膜愈合往往滞后于临床症状缓解。并且有许多研究结果提示，如能达到黏膜愈合，可以降低患者临床复发率、住院率和手术率。所以，我们可以把"黏膜愈合"视为炎症性肠病的"高级治疗目标"，提高治疗目标有助于患者获得更好的预后效果。

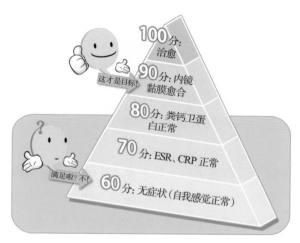

克罗恩病患者的治疗目标示意图

不过，与我们用分数来解释治疗目标稍不同的是，炎症性肠病的症状缓解与黏膜愈合有时并不完全相关。部分患者虽然黏膜愈合，但肠道功能还没有恢复，仍可表现出一些腹痛腹泻一类的消化道症状，因此需将"临床缓解"和"黏膜愈合"共同列为炎症性肠病疗效的评估标准。

"黏膜愈合"这个目标是否到达肯定需要内镜监测，但是毕竟做一次内镜（无论是大肠镜还是小肠镜、胃镜）对患者来说都是一次不小的挑战，而且医疗资源也严重不够（很多单位做一次肠镜要预约很久），所以总是用黏膜愈合这个高级治疗目标来要求患者做随访是比较难以长久执行的。因此，在临床实践中，往往可以用粪钙卫蛋白这个特别简单易行的指标来判定。也就是像上图显示的那样，如果患者粪钙卫蛋白正常，我们就可以理解为考试得了 80 分，然后可以进一步向"黏膜愈合"这个 90 分的目标进军。

"那粪钙卫蛋白又是什么东西呢？"小王好奇地问，因为近期在患者群里经常看到有患者在秀自己正常的粪钙卫蛋白检测数值。

这个粪钙卫蛋白其实是一种来源于中性粒细胞和巨噬细胞的含钙蛋白，它的表达具有组织或细胞特异性，可作为急性炎性细胞活化的标志物。它可以存在于血浆和粪便中。2005 年英国肠胃病学年会将粪钙卫蛋白作为一个新的无创性诊断指标，其中粪便中的钙卫蛋白可用于区别炎症性肠病和肠易激综合征（肠易激综合征是肠道的一种功能性疾病，肠道没有炎症，因此钙卫蛋白是正常的）。钙卫蛋白在粪便中的含量与结肠黏膜炎症呈正相关，而且敏感性及特异性高都高于 C 反应蛋白这一类传统的炎症指标，而且取样方便，所以粪钙卫蛋白与炎症性肠病活动性有较好的相关性，对预测疾病复发也有自己的价值。在近年的许多临床研究中，粪钙卫蛋白都已经作为调节药物的重要依据、随访的常用指标。不过，粪钙卫蛋白仅表示肠道有炎症，这个炎症并非炎症性肠病所特有，其他所有疾病导致的肠道炎症都可以让粪钙卫蛋白增高。

"明白了"，小王很快明白了我的意思，"就是如果我肠道有炎症的话，粪钙卫蛋白就会增高，我可以依据这个检验结果来更好地监测疾病喽！难怪那么多病友们都在秀自己的粪钙卫蛋白。"

小王又接着问："那我是不是以后就不用做肠镜了？"

我看到小王松一口气的样子，连忙补充说明："虽然钙卫蛋白简单易行，但不能完全替代肠镜，肠镜是随访的金标准，而且肠镜下可以活检，我们还是要高度重视哦！"

小王点头表示理解，"那我下次来医院就做一个粪钙卫蛋白的检测，是不是需要新鲜大便呢？"

其实粪钙卫蛋白含量在炎症性肠病患者粪便能长期保持稳定，在常温下可以保存 1 周。不过一般医院化验室还是希望患者尽量用当天的粪便检测，毕竟这样可以减少污染。

小王笑了，"哈哈哈，不用到医院的厕所留新鲜大便标本我已经感到很幸福啦！以后我到医院检查的时候就顺便把大便也带过来监测一下。"

我也笑了，"其实欧美已经有患者可以在家自己监测的试剂盒，非常便捷迅速，就类似妊娠试验，患者在家自己检测大便，仅需要十几分钟即可以得到结果。2019 年 3 月我去丹麦参加第 14 届欧洲克罗恩病和结肠炎组织（ECCO）大会时特意留神了相关展台上的资料，回国后经积极寻找也找到了国内的公司，不过目前还不清楚国内这样的试剂盒到底效果如何，希望也可以做到精准监测，这样对炎症性肠病患者的自我管理是非常有意义的。"

小王很开心，连说期待这样的检测也可以在国内早点做起来，这样他就可以和医师一起为达标治疗共同努力啦！

　　小王这次理解了什么是达标治疗、粪钙卫蛋白和我设计的克罗恩病患者治疗目标示意图以后，对克罗恩病的随访有了更深刻的认识。

　　不过，话也要说回来，少部分情况下患者病情比较重，为了达到黏膜愈合则需要付出惨重的代价，比如需要大剂量联合用药，结果甚至导致严重的副作用，那就得不偿失了！毕竟好的"考试成绩"虽然重要，也需要评估自己的"实力"呀！

　　小王理解了这些以后，不但也在患者群里秀起了自己正常的粪钙卫蛋白，而且也常常在病友群里建议其他新来的患者加强对自己疾病的监测。

医者的心声

　　临床缓解和内镜缓解是炎症性肠病达标治疗的目标；影像学缓解是无法行内镜检查的克罗恩病患者的治疗目标。鉴于内镜有创和医疗资源严重不足，可以用粪钙卫蛋白来监测病情，作为达标治疗的初级目标。

故事 25 戒烟很重要

　　阿明是一位非常老实的年轻克罗恩病患者，由于经济情况不好，所以他无法使用生物制剂，就采用了激素和免疫抑制剂的治疗方法。这次来看门诊，我一看化验单上指标都比较好，就放心了许多。阿明有些害羞地说："陈主任，我戒烟了。"一旁的阿明爱人也露出笑容。

　　那还真是不容易呢！阿明参加工作早，虽然年龄不大，烟龄倒是有十来年了，戒烟真是需要下一个很大的决心才可以做到呢！

　　戒烟这件事情对所有人来说都不陌生，但是在我们消化科医师的临床工作中，常常因为就诊时间过于短促而忘记和患者强调这个重要的事情。我常反思自己的临床工作，也依然经常会忘记提醒患者要戒烟。上次阿明来看病的时候，我就忘记跟他说戒烟的事情，倒是在诊疗即将结束的时候，阿明的爱人特意问我是否需要戒烟，我才说当然需要。然后，这次阿明自己用戒烟的实际行动证明了戒烟的价值。我由衷地表扬了阿明——很多时候，自律如此重要！

　　在这里，我需要再次重点强调一下戒烟的重要性。

　　吸烟会加剧克罗恩病的疾病活动，并加速疾病复发，因此克罗恩病患者应该避免吸烟。与不吸烟的患者相比，吸烟患者的外科手术率、住院率和外周关节炎发生率均显著增加。此外，还发现吸烟与克罗恩病穿透型病变相关。相反，停止吸烟的患者，相对疾病活动度降低，对激素和免疫抑制治疗的需求减少。

吸烟被认为是唯一一种与克罗恩病进展有关的环境风险因素，持续吸烟者会出现更多的疾病复发，所以戒烟的重要性被反复提及，虽然关于戒烟和克罗恩病的前瞻性研究其实很少。在2014年国外有非常重要的研究评估吸烟对疾病复发的当前影响，发现戒烟不但改善健康预后，还可以减少花费，故医疗保健系统应该考虑资助克罗恩病患者的戒烟项目。

所以，一定要应鼓励克罗恩病患者积极戒烟。我希望自己以后尽量记住和所有的克罗恩病患者强调这一点，当然，鉴于门诊时间实在短，我更希望有炎症性肠病专科护士或医师助手、患者和家属共同督促患者重视戒烟这件重要的事情。对于已经戒烟的患者，一定大家要给予大大的表扬！

有句广告语叫"自律让你自由"，我想对所有克罗恩病患者说："自律让你维持缓解！"疾病何尝不是对我们所有炎症性肠病患者的一种人生考验！而这样的考验如果可以提高大家的自律，反过来也算是一种收获吧！

医者的心声

戒烟对于克罗恩病患者来说很重要。因为吸烟会加剧克罗恩病的疾病活动，并加速疾病复发，因此克罗恩病患者应该避免吸烟。

英夫利昔单抗和梗阻

　　刘兰是一位年轻的女患者，硕士毕业后在外企工作，看上去非常精炼能干。1个月前她被确诊为克罗恩病，来我们医院就诊之前已经向其他几家医院的专家咨询过，所以这次一来就要求进行生物制剂治疗，我看着她的肠镜检查结果不由得有点犹豫。

　　我问她："你知道国内首选的生物制剂是什么药物吗？"

　　她自信地回答："是英夫利昔单抗，抗肿瘤坏死因子的抗体，也就是抗 TNF-α 单克隆抗体的抗体。不仅可用于克罗恩病的诱导缓解，同样可用于维持缓解，是目前国内治疗克罗恩病最贵的药物"。

　　看来刘兰对克罗恩病和治疗药物都已经做了功课，这么专业的回答在日常诊疗中虽然可以听到，但还真的不多见。

　　"那你为什么一定要用这个药物？"我接着问。

　　"因为这是国内目前治疗克罗恩病最好的药物，虽然贵，但是治疗费用对我来说没有问题。"

　　我明白了，经济条件好的刘兰和许多其他患者一样，希望用最好的药物给自己治疗。但最贵的就是最好的吗？或者退一步说，在经济允许的情况下，最贵的就是最好的吗？

　　不一定。

　　对克罗恩病的治疗来说，最强调的是个体化治疗，也就是说，需要根据患者的具体情况（包括年龄、病变累及部位、病变类型、疾病发展预后的判断、患者的其他疾病情况、经济情况、依从性及药物副作用等）制定一个个体化的治疗。生物制剂无疑对许多高危患者是极其有效的重要药物，但是，绝对不是说，生物制剂就是适合所有克罗恩病患者的最好药物。

对于治疗炎症性肠病而言，只有最合适的才是最好的。

刘兰有点诧异地问："难道我不适合用生物制剂吗？以前的医生说我病情还是比较严重的，属于高危患者，所以需要用生物制剂。"

"是的。"我指着刘兰的肠镜图像说，"我看到你的回盲部有明显狭窄，内镜已经无法通过。"

"是的。"刘兰说，"但是我自己只是感到右下腹稍有不适，一直没有明显的腹痛呀！难道这样也不适合服用英夫利昔单抗？"

这个真的比较难评估，尽管英夫利昔单抗类的生物制剂对治疗克罗恩病疗效明确，但一直有专家担心使用抗 TNF-α 单克隆抗体会促进肠道狭窄的发生或加重现有的狭窄，进而导致梗阻症状。早期有研究用单因素分析发现，用英夫利昔单抗治疗后可能增加肠道狭窄、梗阻的风险。然而，多因素分析结果又显示狭窄与该药物使用无关。另外，还有研究显示发现，如果用生物制剂治疗小肠型克罗恩病患者的肠道狭窄，那些狭窄前肠腔扩张的患者的药物治疗效果不如没有狭窄的患者好。

"生物制剂不是治疗克罗恩病的吗？为什么会这样？"刘兰

很纳闷。

这原因的确不很清楚，可能的原因是这一类抗 TNF-α 单克隆抗体会快速诱导黏膜愈合，从而可致黏膜下层和肠壁更深层组织的纤维化。而且这种说法也存在争议，另外一些研究则认为在使用抗 TNF-α 单克隆抗体后现有的肠道狭窄并无进展，也没有出现新的肠道狭窄。

刘兰是对克罗恩病很有研究的精英知识分子，她说："我是有听说英夫利昔单抗对于有纤维化狭窄的患者不可以使用，但是我的狭窄到底是不是纤维化的？如果不是，就应该可以试试生物制剂吧！"

是呀！其实我国炎症性肠病学组提出了《抗 TNF-α 单克隆抗体治疗炎症性肠病的专家共识》，在这个共识里明确指出"抗 TNF-α 单克隆抗体的适应证是非狭窄非穿透型克罗恩病患者，特别是存在炎性非纤维性狭窄性病变的患者应优先推荐使用抗 TNF 药物，而对于瘘管型克罗恩病和肠切除术后克罗恩病患者应早期使用"。也就是说，我们临床医师在患者选择治疗时需要进行判断，如果肠狭窄是以炎症成分为主，抗 TNF 药物是有效的；如果狭窄是纤维化成分为主，那效果就不好。而对于炎症性肠病的狭窄，理论上可分为炎症性狭窄、纤维性狭窄和混合性狭窄，但是虽然各种影像（比如 MRI，B 超）、内镜等方法可以对狭窄的性质做一些判断，但事实上很多狭窄都是混合性的，明确区分炎症性还是纤维性的狭窄常常很困难。像刘兰这样的患者我们其实在评价时往往是非常困难的，毕竟目前也还没有金标准来鉴别肠道炎性狭窄和纤维性狭窄，她的内镜下已经有肠道狭窄，这样的患者须谨慎使用抗 TNF-α 单克隆抗体。

　　我啰啰嗦嗦地表述了这么多，其实自己心里也的确很难下判断呀！用生物制剂对刘兰的一些非狭窄部位的溃疡绝对有利，但是对已经形成的狭窄很可能不利。其实对可能导致梗阻的患者而言，最安全的是用全肠内营养，必要时再加免疫抑制剂，但是这样的方案也有缺点，一来患者生活质量比较差（需要全肠内营养，患者就不能吃其他食物），二来免疫抑制剂也有自己的副作用。刘兰是美食控，坚决不同意做全肠内营养，她还是不愿意放弃生物制剂。最后我们经讨论后决定先小心地使用看看。

　　结果真的在使用第二次英夫利昔单抗的时候，刘兰出现了一次轻度的肠梗阻，幸好有事先的思想准备，梗阻保守治疗后也很快好转，刘兰希望自己有好的生活质量，而且疾病部位也比较局限，因此就在梗阻治疗好转后转外科手术。术后 1 个月，我们给她再次使用英夫利昔单抗预防复发。这种时候再使用英夫利昔单抗就很少需要担心梗阻这些事情了，因此刘兰便可以顺顺当当地过她的美食生活。至今她的病情都很稳定，生活质量也非常好。真心为她高兴。

医者的心声

　　对于已有肠道狭窄尤其纤维性狭窄为主的克罗恩病患者，应慎用英夫利昔单抗。

使用英夫利昔单抗的注意事项

老刘 59 岁了，成功地经营着一家小企业，刚被查出患上了克罗恩病。他和他的爱人属于互补性格的那种类型，老刘绝对属于财大气粗兼豪放类型，第一次来门诊就再三表示"一定要用最好的药物"，并且再三表示"不管多少钱，陈主任你不用担心，尽管来吧！"，更可贵的是他非常信任医师，对副作用也表示可以接受。

说句真心话，对于炎症性肠病这样的终身性疾病，经济条件的确很重要，像老刘这样经济条件好的，可以选择的药物范围就比较大，我们医师定方案的时候也轻松一些。如果患者可以正确理解药物副作用的可能，那我们就更加可以松一口气了！（当然，我们医师在选择治疗方案的时候都必须充分权衡药物效果和副作用）。

但老刘的爱人恰恰是小心谨慎型，她总是面带忧虑，显然在就诊之前已经"百度"过了，虽然希望丈夫的治疗能越快越好。但同时，她又对生物制剂存在很深的顾虑。

"我听说，如果用了生物制剂这种高档的好药，以后再用其他的药物就无效了……"这是老刘爱人首先担忧的，毕竟克罗恩病是终身性疾病，需要考虑长远。

　　但这真的是对生物制剂的一个巨大误解！

　　其实，无论是对于溃疡性结肠炎还是克罗恩病，治疗方案的调节总体可以分为两种方式，就是升阶治疗和降阶治疗（具体见故事 18），如果属于高危患者，我们一般会建议先用相对排在金字塔顶部的药物（比如生物制剂合并免疫抑制剂）甚至手术，当病情得以明显缓解后，完全可以改为金字塔底部一些的药物（比如免疫抑制剂或者美沙拉嗪一类的药物），并不存在用了好药（按照很多患者的理解，应该说是生物制剂这类贵的药物）以后其他药物就会无效这类的说法。这就如同打仗一样，如果我们把炎症性肠病比喻为敌人的话，病情的严重程度就可以比喻为敌人的火力，如果预测敌人火力比较强（也就是说高危因素比较多），那我们自然需要火力猛的药物（比如生物制剂甚至手术）来对抗敌方，等敌方火力被打压减弱了，我方火力自然也可以减弱一点（就可以降阶到底层一点的药物）。

　　老刘爱人听了这个比喻以后脸上的焦虑神情减少了很多，接着又问第二个问题，"听说生物制剂会越用效果越不好，是吗？"

　　呃，这位夫人懂得还真的挺多的……

　　其实，老刘爱人的担忧不无道理，比如英夫利昔单抗这一类的生物制剂，的确存在疗效会随着时间延长而下降的情况。其很重要的原因是英夫利昔单抗这一类的生物制剂属于一种免疫球蛋白，对于人体来说是一种外来的蛋白质，在使用几次后，部分患者体内会出现对抗这类药物的抗体，这些抗体作用于药物，药物的疗效自然就会下降甚至没有了。不过，如果把硫唑嘌呤和英夫利昔单抗联合使用，就可以降低体内此类抗体的产生，因此会有更好的疗效及缓解率。而且，并不是所有患者都会出现抗体，只有 20% 左右患者会出现因为抗体导致的应答失效。

"那就赶紧联合用药吧！"老刘在一旁早就听烦了，制止了夫人进一步提问的热情，再次表态要尽快用药。

我觉得还是需要进一步解释。

硫唑嘌呤和英夫利昔单抗联合治疗虽然疗效更好，但是副作用（尤其机会性感染的发生率）也会更多，所以该治疗方法只是对于那些预后差的患者更为合适。而且有研究表明，在接受硫唑嘌呤类药物治疗的患者中，年纪较大的成年患者较年轻患者有更高的患淋巴瘤的风险（虽然发生率非常低），因此对像老刘这样相对年龄大的患者应该考虑英夫利昔单抗单药治疗。

老刘叹口气，说"那就赶紧先用单药吧！"

我一边给老刘开化验单，一边和他解释——我们用生物制剂之前需要做一些化验来减少药物可能导致的副作用。

老刘有点郁闷地说："又做化验呀！已经做了一大堆化验了，治疗还没开始呢！着急！"

我笑着劝老刘说："几乎任何药物都有副作用呀！治疗克罗恩病的很多药物都有各自的副作用，使用前还需要患者签字呢！

生物制剂也是这样，虽然效果很好，但还是存在一些副作用的可能，比如白细胞减少、肝功能损伤及感染等。其中英夫利昔单抗这一类的生物制剂最需要重视的副作用是感染，如果患者存在某个部位的脓肿或存在一些潜伏的感染，那就可能在使用生物制剂期间这些感染反而加重。"

老刘爱人立刻再次表现出焦虑，问道："那可怎么办啊？"

我们尽量用各种方法预防感染呀！比如在使用前检测患者是否有潜伏结核、慢性肝炎（要知道中国至今还是肺结核流行病的重灾区，慢性乙型肝炎病毒携带者也有 10%）。如果化验显示患者有潜伏结核，需要在启动生物制剂之前用预防结核的药物起码 3 周，并且在生物制剂使用的前 6 个月一直使用预防结核的药物（具体是否可以停药也需要看潜伏结核的情况，需要在用药过程中密切检测结核活动情况）；如果患者有慢性乙型病毒性肝炎（简称乙肝），需要在使用生物制剂或免疫抑制剂前预防性使用抗病毒药物，而且这类药物要一直维持到生物制剂或免疫抑制剂停止使用一年后才可以考虑停止（具体使用也是需要结合乙肝的情况）。还有一点非常重要，生物制剂这类药物一定要在专科医师严密监控下使用，患者应该和炎症性肠病专科医护团队保持密切联系。这样在使用过程中如果出现问题就可以及时处理。

如果做得更好一点的话，对部分患者可以注射一些预防感染的疫苗来减少日后可能发生的部分感染。

老刘无奈地点头表示理解，愿意接受进一步抽血等检测，老刘爱人倒是听了这番解释后表示满意，脸上的表情也轻松了很多。

所幸一周后，老刘的所有检测都显示他并无潜伏的结核、乙肝等感染，而且他的乙肝保护性抗体还是阳性，水痘保护性抗体也是阳性，这下夫妻两人都高高兴兴地去注射英夫利昔单抗了。

医者的心声

英夫利昔单抗这类生物制剂使用时要尽量注意感染的可能性，建议在专科医师的严密监控下使用。

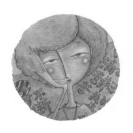

故事 28　该死的抗体

阿建是一位 23 岁的克罗恩病患者，研究生，两年前确诊后开始使用生物制剂，疗效很好，所以一直维持用药。没想到最近再次出现了腹泻，复查肠镜发现结肠溃疡有了明显复发，只好很是郁闷地来到 307 诊室。

"为什么好好的就没效果了呢？"阿建问。

"阿建，你的这种情况属于生物制剂治疗失败，一般认为有 3 种不同的机制，第一是药物作用机制问题，也就是说生物制剂浓度是在需要的范围内，也没有检测出患者体内存在抗药物的抗体，但治疗却无效，说明目前使用的生物制剂不适合患者。"

阿建问："我肯定不是这种类型吧？"

我回答说："当然，你显然不是这种类型，毕竟你前面使用的一年多时间都非常有效，英夫利昔单抗这个药物阻断了 TNF-α 对你是很合适的。"

"那第二种和第三种是什么？"

"第二种叫免疫介导的药物失效，指的是患者体内抗药物抗体水平偏高，从而导致药物浓度偏低，当然疗效就差啦！还有第三种是非免疫介导的药物失效，指的是虽然患者药物浓度偏低，但不存在抗药物抗体，这种情况是因为药物在患者体内被快速清除所导致，通常此时患者处于高炎症负担。"

阿建虽然听得不很明白，但是仍很敏捷地反应过来说："那我需要做药物浓度检测和抗体检测对吗？"

"是呀！真不愧是研究生，接受知识的程度很高呀！"

几天后，阿建的药物浓度检测和抗体检测的结果显示，体内抗体阳性，药物浓度很低。

该怎么办呢？

我只能实话实说："理论上这样可以考虑换另外一种生物制剂，但是目前国内只有一种生物制剂，不像欧美国家有很多种可以换着用，当然，很快国内也会有其他几种生物制剂。"

阿建也挺发愁，自己该怎么办呢？

"其实，还有另外一种方法也可以试试，就是加免疫抑制剂，部分患者加用硫唑嘌呤后，体内抗体会明显减少，药物浓度也就增加了。"

阿建听后舒展眉头说："硫唑嘌呤以前用过的，可以接受！"

在增加了硫唑嘌呤后，阿建很幸运地得以再次控制住病情，而且也没有并发感染。我也暂时松口气。

其实不是每个生物制剂失效的患者都如阿建这样幸运，部分患者无论加硫唑嘌呤还是增加生物制剂剂量、缩短疗程都无法再次控制病情，有时候我们不得不重新使用激素。作为炎症性肠病专科医师，真的很期待国内能有更多的好药。如果能有其他生物制剂，当一类生物制剂失效后就可以换另外一类试试，我们

医师的办法就多了！现在国内新药引入效率提高了很多，相信
不久的将来国内就会有其他更多药物可用于这些失效的患者，
期待。

 医者的心声

> 　　使用生物制剂期间监测药物浓度和抗体很重要，尤
> 其是出现生物制剂失效的时候，需要根据药物浓度和抗
> 体的不同情况指导调节药物。

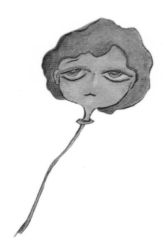

要不要手术？什么时候手术
——关于克罗恩病手术的那些事

由于克罗恩病是终生性疾病，在当今生物制剂时代，虽然患者的手术概率和次数得以明显下降，但有文献报道，仍有约70%的患者在患病过程中需要进行一次手术。并且克罗恩病患者的术后并发症发生率会相对于其他疾病明显偏高，尤其是急诊手术。

几乎所有的患者都害怕手术，甚至有少部分患者非常恐惧手术。而克罗恩病手术对于手术时机、手术方式等的要求非常重要，如果患者因为畏惧手术而错失了合适的手术时机，患者不但会让自己陷入更危险、被动的急诊手术，同时也更容易出现非常糟糕的术后并发症。因此，及时向病情偏重的患者进行手术相关内容的宣教是非常重要的。

当然，无论是害怕还是恐惧，绝大部分患者都勇敢地接受了手术。事实上，如果手术时机把握得好，绝大部分患者术后的生活质量会明显上升。

如何把握手术时机是一个重要的问题。当然，对于需要急诊手术的患者（比如严重的急性穿孔），只能被动、尽早地进行急诊手术，已经不存在选择手术时机的机会了，不手术就会有性命之忧。

其实对绝大部分克罗恩病患者而言，何时动手术是一个最需要内外科炎症性肠病专科医师和患者共同讨论手术时机的重要话题。

小刘腹痛多年，两个月前确诊为小肠结肠型克罗恩病，伴有小肠狭窄以及少量腹腔脓肿，并且曾出现数次肠梗阻。经住院确定暂时用全肠内营养的方案后，小刘在家经过 1 个月的全肠内营养，脓肿已经消失。这次希望和我讨论下一步的治疗方案。

小刘其实是一个很勇敢的人，但是他依然非常犹豫是否需要手术。我院炎症性肠病外科医师认为，小刘有狭窄伴脓肿，此时肠道炎症也已经得到了有效控制，进行手术相对并发症少，所以建议小刘手术。不过小刘觉得自己通过全肠内营养方案治疗后，几乎毫无症状，所以不想手术。但是，小刘在住院期间看到旁边一位克罗恩病患者因肠梗阻伴严重膀胱瘘，最后只能进行造口手术，而且还出现了术后并发症，非常痛苦，很害怕自己的病情也会变得那么严重。

我问小刘："你现在是仅服用营养液，你考虑过没如果进食将会有什么感觉？"

小刘心有余悸地回答："住院前我一进食就肚子痛，肠梗阻发作了好几次，到后来我只能喝稀饭，但还是会发烧、腹痛，最后只好住院治疗。虽然现在服用营养液感觉很好，但是很害怕自己一开始吃其他东西就又会不舒服。"

"那你打算喝多久的营养液呢？"我接着问。

"我听有些病友说他喝了好几年都很好，我也可以做到的。"小刘信心满满地说。

"你可以坚持全肠内营养几年？是一年？三年？还是十年？"作为一位见过无数勇敢坚持全肠内营养患者的医师我马上抛出了这个重要的问题。

"这个……也许 3 年？"果然小刘陷入了犹豫。

其实有一点很重要，作为炎症性肠病专科医师，我们治疗克罗恩病的目的是让患者的生活质量得到提高。如果长期每天仅用全肠内营养这种方式来维持疾病不复发是残忍的——人生在世，饮食是排第一的基本需求，不能因为要避免手术而让患者丧失了"进食"这个最基本、最重要的权利。

对于克罗恩病患者而言，手术的目的是为了挽救生命、缓解症状、去除并发症及提高生活质量。固然手术只是治疗的一个部分且无法根治疾病，但如果不手术，患者的生活质量就会明显下降。就像小刘这种出现长期反复梗阻的克罗恩病患者，如果不手术就会无法顺利进食，只能像少部分患者那样需要长期靠营养液来维持生活。

事实上，很多克罗恩病患者都和小刘一样存在这样的情况：如果进食稍微硬一点的食物或者进食量稍微多一点，就可能诱发不同程度的肠梗阻，不但需要经常忍受严重腹痛，甚至还会导致发热、腹腔脓肿等并发症状；还有部分患者会因为慢性梗阻导致营养状态很差，比如出现重度贫血、低蛋白血症甚至双下肢水肿；有的患者会因为出现膀胱瘘（粪便可以通过瘘管出现在尿液中，并导致反复尿路感染），肠皮瘘（粪便同样通过瘘管出现在皮肤表面），甚至阴道瘘等不同部位的瘘管。这些情况都说明患者的病情已经发展到需要考虑手术的时候了，因为疾病已经严重影响患者的生活质量。

但如果在病情这么严重的情况下手术，往往会因为患者肠道炎症非常严重且营养状态也很差，造成患者非常容易出现并发症。

更麻烦的是，这些病情严重的患者往往还正在服用糖皮质激素类的药物或者刚使用过英夫利昔单抗这一类的生物制剂，这些都会导致术后出现并发症的概率明显增加。

因此，外科医师希望在患者手术前进行充分的术前准备，尽量消除或减少手术并发症的风险因素，使患者以最小的风险接受手术，这也是保证手术安全和成功的关键。很多时候，医师除了会让患者做一些检查以充分了解手术范围，还会尽量要求营养状态差、疾病活动的患者进行充分的营养治疗（往往需要全肠内营养，时间一般在 4~6 周甚至更长），这样的治疗不但可以让患者的病情得以好转，其营养状态（包括贫血）也会得到明显改善，使用激素等药物的患者也常常可以撤除激素，很多有局部脓肿的患者也可以消除脓肿（严重的脓肿常常需要同时做引流）。待患者病情好转后再进行手术，这样手术并发症的发生概率就会明显减少。

小刘当时在我们内科住院的时候，经多学科团队协作（multiple disciplinary team，MDT）讨论结果也是这样建议的。小刘在住院期间学会了自己做肠内营养，出院后也一直执行得很好，所以腹腔小脓肿得以消除，肠道的炎症也得到了非常好的控制。

小刘说："住院期间的隔壁床好像没有我这么幸运呀！他连肠内营养都吃不消，鼻饲半瓶营养液就会肚子痛、发热。"

的确，少部分极其严重的患者其肠道甚至已经无法耐受全肠内营养，只能通过静脉输液。静脉输液虽可以让肠道炎症得到一定程度的缓解，但静脉输液一般无法长久，很难做到有效的长期控制。这类患者就只能在短期的肠外营养后便不得不进行手术（很多是需要先做造口再回纳，这样就是需要 2 期甚至 3 期手术了）。像小刘的这个病友就不得不进行造口术（也就是做一个粪袋挂在腹部，这样粪便可以通过这个粪袋流出，以避免粪便经过有问题的小肠和结肠。），没有粪便经过，慢慢的那些有问题的小肠和结肠会好转很多，而且造口术相对不容易出现并发症。

很有意思的现象是：很多病情不是很严重或病程不是很长的患者在经过 1～2 个月的全肠内营养以后肠道炎症明显好转，开放饮食后甚至无任何症状，于是患者就会又不想手术了。等到再次梗阻、腹腔脓肿、瘘等并发症出现，腹痛、发热等症状再次出现的时候，又再次巴不得马上手术，这种矛盾的情况可以理解，但是急性期的确不是好的手术时机。如果通过内科治疗后，患者觉得生活质量比较好，当然手术时机可以再延迟。至于如何理解生活质量好（比如每天全肠内营养是否算生活质量好？起码我作为医师，完全不能接受自己的患者长期这样生活，但极少数患者就是愿意接受这样的状态），每个人都会有自己的想法和标准，只能按照自己的方式生活啦！

正是鉴于这些原因，炎症性肠病内科医师、外科医师和患者需要共同协商，共同讨论应该在哪个合适的时间段进行手术。总体原则是：①病情影响生活质量的时候应该考虑择期手术；②除非不得不急诊手术，否则尽量在肠道炎症得到有效控制、营养状态好转、撤除激素的时候择期手术。

小刘陷入了沉思，"可否给我一点时间再考虑一下？"

"当然可以！"

我顺便给小刘介绍了一位和他病情类似的病友，这位病友也是我们的志愿者。小刘很高兴可以与病友交流，可以一起讨论手术这件大事情。我们的志愿者不但有长期肠内营养的经验，而且还接受过手术，并且术后用药维持病情稳定，目前生活质量也很好。很多时候，志愿者的现身说法远远强于医师的推荐。

小刘在下一次门诊的时候态度出现了明显改变，他坚决要求手术。我们外科医师给他顺利切除了 50 厘米已经有严重病变的小肠，术后 1 个月小刘顺利地用上生物制剂来预防复发，他的体重也明显增加，可以正常上班，最重要的是，他终于可以每天顺顺利利、开开心心地恢复正常的饮食啦！

顺便在这里也提一下，有文献报道，如果在术前 1 个月内有使用英夫利昔单抗这类生物制剂的患者，其术后并发症会明显增加，因此，应尽量在停药英夫利昔单抗这类生物制剂 1 个月后再择期手术（但如果是为了抢救生命的急诊手术那就顾不了这些）。还有一点，也是外科医师都很重视的一点，对于长期使用激素的患者会容易出现手术并发症，如果病情允许，尽量在激素停用后再进行手术。

 医者的心声

炎症性肠病的治疗目的不是为了避免手术，而是为了提高患者的生活质量。克罗恩病患者选择手术的时机很重要，需要炎症性肠病内外科医师和患者共同讨论决定。选择手术时机的总原则是：①病情影响生活质量的时候应该考虑择期手术；②除非不得不进行急诊手术，否则应尽量在肠道炎症得到有效控制、营养状态好转、撤除激素的时候择期手术。如果手术时机把握得好，绝大部分患者术后的生活质量会得到明显提高。

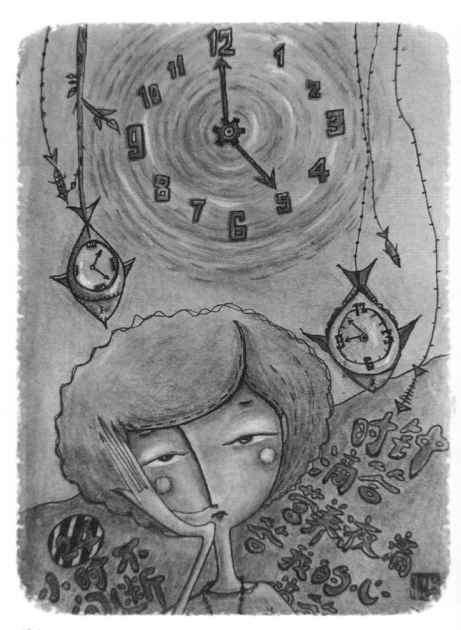

故事 30　做了手术后如何预防复发

　　健民是在 1 年前因克罗恩病做的手术，当时他因为有肠梗阻和肠瘘，后来又出现急性穿孔，在外院做了小肠部分切除和造口，3 个月后回纳，术后外科医师让他服用全肠内营养，健民于是乖乖地开始喝营养液。但这一喝居然喝了整整一年，他自己开始有点受不了这种状况，于是打听着过来找我想方法。

　　我其实很佩服可以把全肠内营养坚持这么久的患者，毕竟不是人人都可以做到这样自律的。但我更知道全肠内营养绝对不是克罗恩病患者术后长期预防复发的方法（最多只是对极少部分不适合通过其他方式预防复发的患者）。

　　健民低着头，憨憨地说："手术做多了，怕了，听说全肠内营养最安全，就一直用到现在。"

　　我问："全肠内营养的时候不能吃其他食物，那人生乐趣不是少了一大块吗？而且，全肠内营养坚持 1 年也许还可以，坚持 5 年、10 年就不可行了，毕竟预防克罗恩病复发可不是一年两年的事情呀！难道你不想吃点东西吗？"

　　健民抬起头，舔了一下稍有干涩的嘴唇，不由自主地咽了一下口水。"想呀！可是我怕复发！再手术就惨了！都说术后复发率很高。"

是呀，术后 1 年的临床复发率为 20% ~ 30%，术后 10 年手术复发率为 35% ~ 70%。如果对克罗恩病术后患者进行内镜复查，术后 1 年内镜复发率高达 70% ~ 90%，很多患者术后 3 个月就会发生内镜复发。当然，内镜复发很多是没有症状的。一般复发都是先有内镜下复发，积累到一定程度后出现症状复发。

健民忧愁地说："就是听说这么容易复发，所以很害怕呀！担心自己也会马上复发。不过，也有病友术后好几年都没有复发，不知道我是属于特别容易复发的还是不容易复发的。"

那么，哪些患者存在术后复发的高危因素呢？

国外已有很多研究试图找到克罗恩病术后复发的高危因素，吸烟、合并肛周疾病、有穿孔等穿透性病变患者、病理提示肉芽肿或肠肌层神经丛炎患者及广泛小肠切除，这些对疾病复发最具有预测性，属于术后复发的高危因素。另外，年轻的患者（小于 30 岁）、多次手术的患者都需要积极使用预防复发的药物。反之，复发风险低的患者包括非吸烟者、首次进行肠切除术患者、没有高危险因素的患者。有文献将克罗恩病复发低危因素（大于 50 岁、不抽烟、第一次手术切除狭窄段小于 10 厘米或在 10 ~ 20 厘米，病程大于 10 年）和高危因素（小于 30 岁、抽烟、因穿孔进行了两次或两次以上的手术）做了对比，结果显示，低危患者术后 18 个月临床和内镜的复发概率分别是 20% 和 30%，而高危患者则分别是 50% 和 80%！

健民心有余悸地对号入座："我就是因穿孔才进行手术的，

而且我年纪也没有超过 30 岁。那我到底该用什么药物呢？我也不想长期这样不吃东西呀！"

我回答健民："目前研究认为，抗 TNF-α 单克隆抗体或者免疫抑制剂可以预防术后复发，你是复发高危患者，如果术后恢复顺利的话，可以在术后 2 周开始使用免疫抑制剂，术后 1 个月开始使用抗 TNF-α 单克隆抗体以预防复发。当然，对于曾经抗 TNF-α 单克隆抗体治疗失败或免疫抑制剂无法耐受的患者，则需要换用其他药物。"

健民沉思片刻，小心翼翼地问："我想先试试硫唑嘌呤可以吗？我怕一上来就用抗 TNF-α 单克隆抗体会用药太过头。"

作为一个天天和众多患者讨论治疗方案的老专家（接近 50 岁的我应该可以算是个老专家了），我非常理解健民的顾虑。但也马上提醒他，必须按时进行术后内镜检查，因为内镜检查是诊断术后是否复发的金标准，它可以最准确地明确内镜下复发的存在和严重程度，并且可以预测临床病程。健民手术部位是最常见的回肠末端和回盲部，所以一般的肠镜就可以清晰地看到吻合口，内镜检查这个部位有无复发还是相对容易的。

"那手术后过多久进行内镜检查比较合适呢？"健民问。

常规会在克罗恩病术后 6 ～ 12 个月进行内镜检测。这时进行内镜检测，不但可以了解疾病的复发情况，最重要的是还可以根据患者情况及时调节药物，尽量减少再次手术的概率。对于复发低危患者，术后不需要立即开始药物治疗，但也应在术后 12 个月进行肠镜检查。如果存在明显的内镜复发，则应开始药物治疗。

健民点点头，乖乖地说："那我是正好到了要复查的时候了！"

"是呀！"我一边开肠镜单一边询问，"你抽烟吗？"

健民很不好意思地说："有时候实在熬不住，还是会抽几支。"

我严肃地对健民说："相对于非吸烟的克罗恩病患者，吸烟患者在术后 10 年的临床复发风险增加了 2 倍，手术复发风险增加了 2.5 倍。这个数字是非常确切的，所以一定要戒烟！戒烟是预防克罗恩病术后复发最重要的一条，也是非手术的克罗恩病患者预防疾病复发的重要方法，而且戒烟对心血管等疾病的好处大家也都有所了解。所以，一定要记住这件极其重要的预防克罗恩病复发的事情：戒烟！戒烟！戒烟！重要的事情说三遍。还要千万记住，对于二手烟、三手烟也都要避免！"

健民认真地点头。

我给健民做了肠镜复查，肠镜显示吻合口只有一点糜烂，健民于是开始接受硫唑嘌呤治疗，同时也终于开始进食。在接下来的治疗里，健民接受了一年多时间的硫唑嘌呤治疗，但因复查肠镜病情还是有所加重，于是升级为生物制剂，至今一切都还正常。

其实，上述只是一个非常典型的病例，对克罗恩病的治疗永

远都是需要个体化的，需要患者有足够的依从性。病情的监控
也并非只有肠内镜，还需要进行影像、粪钙卫蛋白等多种检测
手段。

从查阅文献里面的各项指南到临床实践，非常关键的一点是
我们在临床上能不能让患者有好的依从性，是不是可以规律地随
访患者。这首先需要和患者进行充分的沟通，共同商议预防复发
的方案，并根据规律随访来调节。其次，还需要良好的随访策
略，炎症性肠病的治疗永远是一个动态的过程，需要医患双方共
同协作。

对于炎症性肠病这样的慢性疾病，预防永远都是最重要的，
但也是最难做到的。预防复发需要内外科医师、随访护士及患者
共同努力。

 医者的心声

　　预防克罗恩病术后复发需要戒烟，高危患者需要使
用免疫抑制剂或抗 TNF-α 单克隆抗体预防复发。需要
根据患者具体病情进行个体化的术后随访和药物调节。

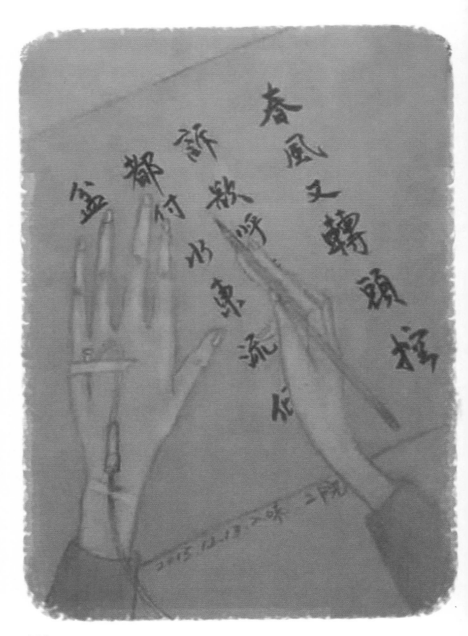

为了家人我愿意一直这样喝下去

一天，病房收治了一位姓戴的 35 岁患者，不但有腹痛、发热，连走路都已经一瘸一拐的。为什么会一瘸一拐呢？因为他是严重的克罗恩病患者，不但疾病累及大肠和小肠，而且在右下腹的地方还形成了瘘。所谓的瘘，是由于肠道溃疡或透壁性炎症逐渐发展、穿透至肠壁周围软组织，最终与其他肠管、膀胱、阴道等盆腔脏器或皮肤交通形成窦道。这位小戴的回肠末端就有深溃疡，由于没有及时就诊，溃疡便慢慢形成了窦道，不但右下腹肠腔内也有一处明显的脓腔，同时还向腰大肌蔓延，最后就伴发了腰大肌脓肿，因此他就出现了走路一瘸一拐的症状。

经过系列检查，临床上考虑小戴患者为重度克罗恩病，我们在 B 超的引导下给他在脓腔内留了两根引流管，同时建议他进行全肠内营养。全肠内营养是治疗克罗恩病的一种特殊的方法，对儿童、青少年患者尤其重要，不但效果不错，而且相比较糖皮质激素这一类的药物而言，这种治疗方法副作用非常少，对成长发育也有重要的积极意义。但是对成人而言，全肠内营养比较难以执行，毕竟大家都想吃各种食物，总是只进食营养液实在是太困难了！在执行全肠内营养的途径中，最常见的是口服（口服营养液）和管饲（插一根胃管或肠管，营养液通过管道注入）两种途径。营养液也分为要素膳（要素膳中的氮源为氨基酸，可通过肠道直接吸收，但口感差）和非要素膳（非要素膳中氮源为蛋白质和多肽，口感好）两种类型。至今还未有研究表明到底是通过管饲还是通过口服进行全肠内营养会更加有效，临床研究多认为疗效主要和营养液摄入的量有关，也就是说，疗效的关键是看患者可以服用多少营养液。

　　不过，对于一些肠道功能还不是很好的患者，管饲可以相对缓慢地让患者吸收营养液，而且不需要考虑口味的问题，因此一些病情相对严重的患者如果需要长期的全肠内营养，一般还是选择管饲为多。由于小戴病情比较严重，估计需要全肠内营养的治疗时间比较长，所以我建议他鼻饲要素膳。但是小戴因无法接受自己插一根胃管的形象，坚决不愿意插鼻胃管。

　　"我不想插胃管，但是我可以口服！"小戴眼神坚定地对我说。

　　其实口服要素膳一般人是很难坚持的，因为那种营养液有一种很难接受的酸味，但没想到小戴居然可以接受。我很是吃惊。

　　"陈主任，我想过了，我的孩子还小，我的父母亲也需要我，为了一家老小，我可以做到的！我一定要好好地活下去！"小戴显然已经从刚入院时的抑郁状态中走出来了，"我要振作精神，我一定可以坚持喝下去的，真的可以！陈医生你要相信我。"

　　看到小戴这么坚定的眼神，我被深深地触动了。曾经看过很多关于炎症性肠病药物依从性的研究，结果都显示依从性往往取决于患者对自己使用的药物及治疗方法的信念！也就是说，患者越信任自己使用的药物及治疗方法可以给自己带来好处，越可以坚持用药。小戴在住院期间感受到全肠内营养的好处，虽然要素膳这类营养液非常不好喝，但是他居然在服用这种要素膳的时候拿出甘之如饴的态度，每天都可以按照要求口服4瓶要素膳！

这种对治疗的积极态度简直已经被小戴上升为一种对待自己人生的态度，让人印象深刻。

我每次查房都很佩服小戴的勇气和决心，因为我自己是尝试过这种要素膳的，感觉完全无法接受口服这么富有奇怪酸味的营养液。有时候我会想，如果我是小戴，我可以做得有他那么好吗？我可以每天不吃其他任何食物，就只是喝这样4瓶难喝的营养液吗？我的回答常常是否定的。所以，我常常很佩服我的患者，为他们的努力所感动。

在留置引流管后，小戴腰大肌和腹腔的脓液得以顺利地引流出来，刚开始是每天会引流出几十毫升的脓液，慢慢就越来越少了。结合了全肠内营养，小戴的病情日益好转，不但症状都消失了，各项炎症指标也都接近正常，体重也有了明显增加，经过两周治疗后，小戴终于可以出院了！出院前我和小戴讨论接下来的治疗方案，我按照指南上的推荐和自己的经验，建议小戴继续全肠内营养1个月左右后进行择期手术，手术可以切除有明显狭窄和瘘管的肠腔，这样他就可以比较正常的进食了。没想到小戴又有了自己的想法。

"我觉得这种方法很有效，我不想手术，我想就坚持用这个方法治疗。"小戴说。

我又一次诧异了，"难道你不想吃其他的食物？吃是人生第一件大事呀！"

小戴却还是坚持不手术。

我依旧竭力劝他说："如果是择期做手术的话，你的营养状态调节好，炎症也都得到控制，手术风险会大为下降，而且术后你就可以比较正常地吃东西了！"

小戴也有自己的思路，"术后不是还会复发吗？"

我也继续坚持自己的看法："虽然术后是可能复发，但是我们可以用药预防复发，而且时机把握得好的手术不但并发症少，也可以明显提高生活质量，你并不需要抵触呀！"

小戴说："我觉得我这样生活质量就很好。"

既然这样我也没法继续劝说了，毕竟我不是小戴。

如果是我，我肯定会选择手术，这样可以让我摆脱无法进食的困境。但我不是小戴，小戴有自己对人生的看法，有自己对治疗的选择。我只能尊重他的选择。

数月后小戴来门诊复诊，他依然坚持着口服营养液，所有的指标也都很好。我再次建议他手术或者服用免疫抑制剂，以求可以尝试再次进食，但是小戴还是不愿意，因为他觉得免疫抑制剂会有副作用，而营养液则没有副作用。

有时候，看到一些患者如此坚持自己的看法，让我对人生、信念、家庭都有了更多的认识和理解。到底人生是什么呢？人生不就是人可以按照自己的意愿活着嘛！我非小戴，小戴非我，为什么我要用自己的观点来强迫小戴呢？也许我作为医师，代表的是更科学一点的知识，但科学的知识并不一定就是小戴需要的东西。他通过和我们医护的配合，通过自己这么不懈的坚持，获得了现在的持续缓解，获得了自己愿意过的生活，获得了自己独特的人生，那我们作为医者，不就应该感到欣慰了吗？

后来小戴再也没有来复诊，两年后我遇到他在当地诊治的医师，问了问他近期的情况，听说他还一直在进行肠内营养，但会少量吃点东西。

我真的还是非常希望小戴有一天可以吃更多的东西，其实他可以做到的。

医者的心声

为医者需要将自己所知道的医学信息准确地传递给患者，尽量指导患者，但是，有时候医师无法代替患者做决定，也无法强加自己的观点给患者。

故事 32　勇敢的警校男生

　　命运经常很作弄人，李平原本是个又高又帅的小伙子，他的梦想就是成为一名警察，也如愿地考入了警校。但是他却在去年得了肛瘘，肛门部的疼痛让他几乎无法正常行走，接着又被确诊为严重的小肠克罗恩病，不但有好几段小肠已经出现梗阻，而且腹腔还有一些小脓肿。所以在住院的时候，李平的治疗方法只有一种：暂时全肠内营养。

　　李平是个勇敢的小伙子，他毫不犹豫地选择了鼻饲进行全肠内营养治疗，而且迅速掌握了自己插管的诀窍，可以自如地给自己插胃管。他的病情很快得到了控制，小脓肿也消失了。根据这样的情况，我建议他出院后继续坚持一阵子的全肠内营养，因为病情恢复得很快，也可以从鼻饲改为口服营养液。

　　李平笑着说："我觉得鼻饲很好呀！夜里也可以继续泵入营养液。习惯了鼻饲觉得完全没有问题！"

　　我很喜欢他积极的学习精神和如此平和的心态，可也为他出院后的情况担心。"你回到警校继续学习的话，如果鼻子里挂着一根营养管，那你的同学会怎么看你呢？他们会理解你吗？"

　　李平的脸上浮现出信心满满的笑容："没有问题，我晚上做鼻饲，我的兄弟们会理解和接受我的。"

"兄弟们会理解和接受我的。"听到李平这样的回复，我的眼前突然浮现出一群嘻嘻哈哈的室友们一起对插着胃管的李平谈笑风生的场面，那一瞬间我突然心里生出很多感动。

是呀，哪怕你总插着胃管看上去有点奇怪，兄弟我也一样对待你；哪怕你每次都不能和我们一起吃吃喝喝，兄弟我也理解你的难处——这样的理解和接受对一位克罗恩病患者何其重要！

写到这里，真的很想替李平感谢他的这些兄弟们，你们的不离不弃，对他是何其重要！我更想对看到这本书、这段话的患者家属、朋友和所有人说，谢谢你们对炎症性肠病患者的理解和爱，你们的支持太重要了！谢谢你们有耐心看到这一页，请接受我作为一个炎症性肠病专科医师对你们的感谢。

家人、朋友等这些支持力量无论对患者还是对医师都是极其重要的，炎症性肠病是一种无法治愈的慢性终身性疾病，不但需要医护的精心诊治，还特别需要患者的配合，家属、朋友甚至全社会的理解和支持。

愿李平在接下来的日子里可以一直拥有这么强大的后援，愿年轻的他依然可以实现自己的警察梦。

医者的心声

炎症性肠病是一种无法治愈的慢性终身性疾病，不但需要医护的精心诊治，还特别需要患者的配合，家属、朋友甚至全社会的理解和支持。

故事 33   困难的抉择——3 种治疗方案，我用哪一种

有段时间我们的炎症性肠病病房很是热闹，一连收的好几个克罗恩病患者都是学生，而且床位连在一起。我们医院的病房条件不太好，是老式的大房间，每个房间有 7 张床，这样的缺点显而易见，患者之间很容易互相影响，如果其中有一个重病患者，就常常会影响到其他同病房患者的休息。不过，大房间倒也还有一个优点：患者们会很快成为好朋友。

病友之间的感情常常是非常真挚的，年龄相仿的就更加容易达成观点一致。住院期间大家一起讨论病情，互相分享治疗体验甚至互相分析病情，小患者们还可以一起玩个游戏，家长们一起聊聊自己的感受，住院期间的很多困难时期也就这样度过了。如果结交到好朋友的话，出院的时候大家还可以相约一起来门诊复诊，这样以后到医院看病甚至有一种来此会友的期待感，也算是疾病额外给予患者的一点点小礼物吧！

这次先后入院的 3 个男孩，一个初中生，一个高中生，一个研究生，床位正好一个挨着一个。

"两个会在将来成为国家栋梁，一个已经正在成为国家栋梁。"我查房前笑着对组里的医师说："我们这些医师责任很大啊，要给现在和将来的国家栋梁保驾护航！"

一起跟随查房的护士也笑了，"你们炎症性肠病组的患者的确都是帅哥美女呀！颜值高！"

这 3 个男孩虽然都已确诊是克罗恩病，病情却各不相同。

初中生是第一次来住院，临床考虑克罗恩病，但病情目前不严重，仅在回肠末端有纵向溃疡，结肠有数处阿弗他样小溃疡，但有肛瘘。

高中生病情最严重，发病时间虽然短，但内镜显示不但结肠上都是深溃疡，小肠也有部分累及，而且有明显的急性小肠梗阻症状，但没有小肠扩张。

研究生已经在多家医院就诊过，病情倒不算最严重，主要是回肠末端有溃疡，CT 显示有局部黏膜多段增厚伴轻度狭窄，但没有肠道扩张，病理也证实是克罗恩病。

查房的时候首先轮到的是初中生。虽然他病情目前不严重，但是年纪小算是克罗恩病的一个高危因素，加上又有肛瘘这个高危因素，所以可以考虑用生物制剂。不过初中生的乙肝全套检查显示抗体全部阴性，也没有得过水痘，所以我建议他去做一个水痘抗体的检测，如果确定水痘病毒抗体为阴性（也就是说确定是没有得过水痘，那就是对水痘病毒还没有产生保护性抗体），那可以先注射水痘疫苗和乙肝疫苗，然后在疫苗结束后 1 个月再开始生物制剂的治疗。其实对于小患者而言，疫苗尤其重要（具体可参考故事 39 的水痘疫苗部分），如果炎症性肠病无需紧急治疗的话，可以在进行生物制剂或者免疫治疗前先注射疫苗，这样可以有效预防后期的感染。

"年纪小就一定病情发展快吗？"一起跟随查房的住院医师问我。

其实这个问题也是很多患儿家长非常关注的，我也非常希望患儿、家长和医师都能一起学习关于炎症性肠病的知识，于是立即对家长和所有跟随查房的医师说明这个问题。

"所谓的高危因素，指的是一些研究人员在统计了很多患者的病情发展后发现，如果患者存在这些因素，病情可能发展得快，比如年纪小于 30 岁、病变范围广、累及上消化道、有肛周疾病、有穿孔这类穿透性行为特点及吸烟等。其实不同的研究对高危的定义略有不同。一般患者高危因素越多，病情发展快的可能性也越大，但是，并不是每一个有高危因素的患者病情就一定会发展得快。研究结果有统计学意义，只是代表对这个群体，并不一定意味着这个患者本身就一定会发展快。克罗恩病患者的治疗强调个体化，所谓个体化也正在因为每个患者的当下的病情和接下来的病情发展都不一样，专业医师不但需要在患者来初诊的时候尽量了解患者当下病情的严重度，也需要花更多的时间在接下来的随访过程中去了解患者病情发展的情况。"

初中生的父亲眼里突然有了光芒，连忙问道："陈主任，你的意思是我家孩子的病情也许不会发展得那么快？"

家长们总是会选自己特别乐意听到的部分呀！但是，的确不一定会发展快呀！"在临床工作中，我真的遇到很多次非常意外的好结果呢！我们不能对疾病掉以轻心，但也不需要过度紧张，踏踏实实地走好眼前的每一步才是最重要的。"我回答。

初中生的父亲听完频频点头。

接着是高中生，他的父母刚才也一直在认真看我查房，顺便学习相关知识（这也是大病房的好处之一吧！）。因为高中生的病情最严重，我建议他全肠内营养结合小剂量激素和免疫抑制剂一起使用，这样不但可以比较迅速地控制病情，还可以尽量减少药物的副作用，同时也为 2 ~ 3 个月后的开放饮食创造条件。因为小肠磁共振显示他的梗阻是以炎症为主，如果肠梗阻能得以很快缓解，也可以谨慎使用生物制剂。

"我们家孩子也需要打疫苗吧？"高中生的妈妈显然已经立即吸收了刚才我查房时说到的知识。

我组里的医师汇报说高中生曾经得过水痘，因此不需要注射水痘疫苗，不过他的乙肝抗体是全部阴性的。考虑到他的病情现在就比较严重，我们已不能等到注射乙肝疫苗起效后再开始治疗，何况乙肝疫苗是没有活性的疫苗，就算是服用激素或免疫抑制剂后也是可以注射的（不过注射后效果稍微差一些）。

高中生的爸爸妈妈都接受了孩子需要立即控制病情的建议。

最后是研究生，研究生一家都特别特别重视这个孩子，爸爸妈妈加上叔叔阿姨一帮人都立在床边，每个人都焦急地等待医师的治疗方案。

研究生以前在外院做过不少检查，克罗恩病诊断应该是确定的，但是近期常有腹痛，虽然没有发展到肠梗阻那么严重，但是小肠 CT 显示回肠有明显的多处节段性黏膜增厚，目前治疗方案有好几种。

"陈主任，您说哪种方案最好我们就用哪种。"研究生的家长一致这样表态。

但是我却犹豫了，因为对于研究生这样的病情，每一种方案都有自己的利弊，其实我也很难判断哪一种才是最合适的。

比如第一种方案：全肠内营养。毫无疑问，这种方法最没有副作用，除了偶尔有点腹泻以外，根本不用担心其他明显的副作用，而且疗效确定，但问题是，采用这种方法的患者生活质量会很受影响（除了营养液就不能吃其他东西了，人生乐趣实在失去太多）。

第二种方案：生物制剂。优点是可迅速起效，缺点就是因为患者已经有明显腹痛和小肠肠壁增厚、狭窄，说明治疗时间已经有点偏晚，肠壁一般都存在纤维化，治疗过程中可能会在纤维化明显的地方出现肠梗阻。另外，生物制剂导致的感染也是需要考虑的（家长很顾虑这一点），费用也相对贵（不过这位患者经济没有问题），但是如果没有出现这些情况，患者的生活质量往往非常好。

第三种方案：激素＋免疫抑制剂。这种方法虽然古老一点，但是疗效也是比较确定的，不容易出现梗阻，但是少部分患者可能出现白细胞减少甚至严重到粒细胞缺乏，另外，肝功能损伤、感染甚至淋巴瘤的概率也是需要交代的，虽然对这个患者激素的使用剂量不会大，但激素的副作用也是存在的。

研究生的亲属们比较多，而且态度也非常谨慎，每一种方案都仔细询问，我也特别理解他们，毕竟很多时候，治疗克罗恩病常常不是只有唯一方案，而是可以有两种甚至三种治疗方案。很多时候真的需要患者、家属和医师一起讨论，进行共同决策，只有大家都理解了最后采用的治疗方案的利弊，才可以提高依从性，同时也可以最大程度地尽快发现可能出现的副作用，这些都对接下来的随访至关重要。

不过，最后研究生一家选择了激素加免疫抑制剂还是让我有点意外的。其实，我本人比较倾向给他使用生物制剂，但我的确也对已有长期腹痛和肠腔狭窄的患者使用生物制剂存在一定的顾虑。但家长主要是顾虑生物制剂的副作用，并且觉得可以再等等，看治疗效果后再决定是否进行升阶梯治疗。无论如何，我已经把所有的信息都告诉了家长。我建议孩子做一个硫唑嘌呤的基因检测，以便尽量了解提前用药的安全性，同时建议患者密切随访，需要的时候需及时使用生物制剂。

目前这 3 个孩子的状况都很稳定，我们可以一起共同迎接他们的未来，虽然在未来他们难免会遇到坎坷，但我相信最终会是美好的。

　　对有些疾病的治疗（比如胃溃疡）相对简单，方案也是很确定和唯一的。但是对于克罗恩病而言，真的是充分体现了我们国家中医一直强调的"同病异治"的理念。就像上面所述的三位学生，最后每个人都用了不同的治疗方案，在日后的治疗过程中，我们还需要根据他们各自病情的改变及时调整治疗方案，这样动态的、个体化的治疗对于克罗恩病患者是非常重要的。

 医者的心声

　　克罗恩病治疗相对复杂且需强调个体化，很多时候需要医患共同决策。在疾病治疗的过程中，医师常需要根据病情的改变及时调节治疗方案，这样动态的、个体化的治疗对于克罗恩病患者是非常重要的。

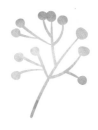

故事 34　保肠子还是保命

　　阿梅第一次来门诊的时候已经快倒下了，询问过病史后发现，阿梅已经患病多年，一直被诊断为全结肠型的溃疡性结肠炎，已反复使用激素，每次激素使用后病情就会缓解，但是当激素减量后就又会复发。由于阿梅在当地找不到合适的炎症性肠病专科医师就诊，最后不得不长期使用激素。但是最近激素也无效了，不但黏液血便加重，还出现了腹胀、发热，实在熬不住了，经一位病友介绍才来就诊。

　　我们以最快的速度把阿梅收进病房，并立即给她安排进行了巨细胞病毒感染和艰难梭菌感染的相关检测，同时凭借经验对其进行了激素治疗和抗病毒治疗以及各种对症治疗。几天后，直肠镜的病理证实了巨细胞感染的存在，可惜阿梅的病情经过几天积极治疗依然未见缓解，而且出现了明显的腹胀。腹部平片显示是中毒性巨结肠。

　　中毒性巨结肠是重度溃疡性结肠炎的一个严重的并发症，大部分患者需要进行手术治疗。而手术前的谈话常常是一个非常艰难的过程，阿梅的丈夫完全无法接受自己的爱人要切除整段大肠的残酷现实。

　　他反复念叨："我老婆的病情原来都是靠激素就可以控制的！"

——可是这次激素也没有用了！

"陈主任，我看我老婆还可以，大便出血似乎少一点了，我们不想手术。"他依然一厢情愿地这样认为。

——但是，阿梅已经逐渐出现中毒现象，除了有体温，心率也有所增加，并且精神越来越不好。

我只能搬出杀手锏，"再不手术，患者就会失去性命，你是要保住老婆的大肠还是要保住她的性命？"

但阿梅和爱人除了相对流泪，却依然不作出接受手术的决定。

我们反复与夫妻俩进行沟通，并且还请来外科做好术前准备，但阿梅的爱人依然固执地坚持不手术，看到阿梅的情况越来越不好，我只能天天去查房，天天做说服工作，但阿梅完全听从丈夫的安排，而这个固执的丈夫却一直坚持不同意手术。无奈的我们只能让他天天签署拒绝手术的谈话文件。

就这样僵持了 4 天，阿梅的血压开始不稳，这是危及生命的体征。我心急如焚，直接拍着医师办公室的桌子和阿梅的丈夫吵了一架（原谅我不得不用这样原始的方法来对待这种特殊情况，但我确定当时虽然在吵架，但我的内心还是稳定的，我只想救阿梅）。

吵架结束了，阿梅的丈夫终于同意让阿梅进行手术。老实说，如果可以的话，我真的很想好好骂他一顿。有时候，固执害死人指的就是这样的情况。

但是平心想想，谁也不愿意看到自己的爱人失去整段结肠。

我不断说服自己，要尽量去理解他。

"听说有好几种手术方式？"外科来术前会诊时，阿梅的丈夫又来询问。他之所以特别固执，是因为他已陪阿梅看病多年，也算是有些经验，知道一些医学常识，但说实在的，有时候正是这些似懂非懂的知识反而会让患者或家属作出了错误的决定。

所以这次，我决定让他尽量多了解一些手术相关知识。

其实，有 20%～25% 的溃疡性肠炎患者最终需要结肠切除术。大家都知道人类结肠最重要的功能是吸收水分和电解质，如果结肠全部切除，那患者的大便次数就会非常多。因此，如何让结肠切除术后的患者可以保持比较正常的排便次数，绝对是一件非常重要的事情。外科医师经过多年的摸索，终于探索出一种特别的手术方式——全直肠切除＋回肠储袋肛门吻合术（IPAA），这目前是溃疡性结肠炎患者首选的标准术式。IPAA 手术是使用不同长度的末端回肠制作一个储袋，这个储袋可以起到大肠的部分作用，然后外科医师再采用不同的方法将储袋下拉至肛管直肠环，这样不但粪便可以通过肛门排出，而且储袋可以起到结肠的部分功能，从而实现大便次数减少，患者也就不至于会在结肠全切后出现严重的腹泻。IPAA 这种手术方式还可以避免永久造口，同时还能保留肛门括约肌的功能，术后患者的生活质量也会比较高。不过对于急诊的重症溃疡性结肠炎，患者一般都有激素使用、营养状态差等不利因素，所以这种情况下 IPAA 手术往往要分为 3 次手术来完成。

阿梅的爱人面对阿梅需要 3 次手术这个残酷的事实，感到非常焦虑。问道："有没有其他一次手术就治好的可能？"

我们的炎症性肠病外科医师耐心仔细地和他解释了另外一种手术方法。其实那是在 IPAA 手术还未开展的 30 多年前进行的所谓全结直肠切除术——永久性回肠造口术（TPC）。这是治疗溃疡性结肠炎最有效的手术方法，就是把直肠结肠全部切除，然后做一个回肠的造口。这样的手术相对操作简单，仅需要进行一次外科手术。虽然该手术还是有继发造口旁疝、造口脱垂等相关风险，但并发症还是比较少的，术后算是可以彻底治愈溃疡性结肠炎（结肠和直肠都切除了，溃疡性结肠炎当然也就算治愈了），被认为是一种兼具安全性和根治性的术式，但患者需要永久造口（也就是粪便只能通过右下腹的造口袋排出），所以生活质量比较差，尤其对年轻患者。而 IPAA 手术就不一样啦，这种手术不但可以彻底切除病变肠段，而且可以完整保留括约肌功能，患者排便依然可以通过肛门，生活质量明显好过永久造口的患者。

外科医师非常耐心地和阿梅丈夫沟通手术方式，其实我早就在前面的治疗中了解到阿梅家经济比较困难，虽然阿梅年纪不算大，但由于长期患病基本没有收入，IPAA 3 次手术的费用对于她家来说，应该会比较困难。可劝她做 TPC 吧，经济压力是小了，但是阿梅的爱人却完全无法接受自己的爱人有一个永久造口，我也觉得阿梅毕竟还年轻，终身造口太残忍了些。

"做 IPAA 也切除了大肠，算不算治愈？"阿梅的丈夫在这种时候还保持着冷静的头脑。

外科医师解释说，这种手术后还是可能出现储袋炎（发生率为 40%）、出血等各种情况，不过大部分时候储袋的并发症是可以治疗的。

阿梅的先生犹豫不决，但阿梅的病情已经危重，所以在与外科医师沟通许久后，建议阿梅先做一期手术，也就是切除已经扩张的结肠，同时做回肠末端造口，这样可以先把命保下来，然后再根据阿梅和她先生的决定进行以后的手术。很多像阿梅这样的患者因为各种原因不能最终下定决心，这样分期手术还算是一个理想的选择，毕竟分期手术既可迅速、有效地控制疾病发展，同时还让患者仍有机会选择其他术式。

阿梅在进行一期手术后迅速好转起来，每次来看门诊气色都会好很多，让人欣慰。但至今她和爱人都未决定下一步的治疗方案，因为阿梅的经济情况较差，一想到储袋会有并发症可能，她就担心以后的经济压力会很大。这也是无奈的现状呀！

当然，其实对于不愿接受或不适合行 IPAA 术的患者，炎症性肠病外科医师还是可以考虑进行 TPC 术，如果患者有肛门括约肌功能受损、行动不便或合并严重疾病（通常是高龄患者），更应积极推荐 TPC。而对于没有以上情况的年轻患者，应该首先推荐 IPAA 术。

医者的心声

　　对于药物治疗无效的重症溃疡性结肠炎患者，需要及时手术，手术方式首先推荐全直肠切除＋回肠储袋肛门吻合术（IPAA），但是全结直肠切除术——永久性回肠造口术（TPC）也是治疗溃疡性结肠炎的手术方法之一，尤其是高龄患者。暂时不能决定手术方式的患者可以先进行分期手术，因为分期手术既可迅速有效地控制疾病发展，同时在以后仍有机会选择其他术式。

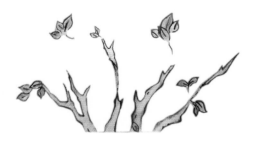

艰难的抉择——老年炎症性肠病患者

老张 72 岁了，却被怀疑是克罗恩病，因此家人特意挂了专家号来找我诊治。

我们都知道，克罗恩病是青少年和刚步入中年的人相对容易患病，年纪大的患病概率会少很多，并且老年人的某些肠病很容易和克罗恩病相混淆，比如缺血性肠病、与非甾体类消炎药（NSAIDs）等药物相关性肠病、憩室导致的肠炎甚至淋巴瘤等。我就遇到无数次患缺血性肠病（这是老年人比较容易得的肠病）的老年患者被当作是克罗恩病，被介绍来炎症性肠病专科门诊就诊的情况。

当老张第一次来 307 诊室就诊时，我抱着对他克罗恩病诊断非常怀疑的态度仔细地看了他的肠镜和小肠 CT，并请我们的病理专家会诊了他的肠镜病理切片，结果显示他的的确确是一个标准的克罗恩病患者。

毕竟老年人也是可以患炎症性肠病的嘛！现在诊断是明确了，但如何治疗却比较棘手。

为什么呢？因为老年患者常常会合并其他疾病，比如高血压、糖尿病、心脏病，这常常会使老年患者同时服用多种药物，从而导致药物之间相互作用的可能性大为增加（比如环丙沙星和糖皮质激素、环丙沙星和华法林、硫唑嘌呤和血管紧张素转化酶抑制剂类降压药、甲氨蝶呤和青霉素等），这些都可以导致药物副作用明显增加。患者老张就有高血压，不过幸好他服用的降压药和克罗恩病的治疗药物不冲突。

　　但是，严峻的事情还在后面。老张的肠道溃疡较为明显，而且范围广，回盲部有累及，CT 上显示小肠下段也有不少部位出现肠壁增厚。所以，我不得不考虑给老张使用免疫抑制剂加糖皮质激素或者生物制剂。而这三类药物最主要的副作用就是感染，对老年人来说，这些药物都可能导致老年患者的肺炎高发，尤其是长期使用激素或使用抗 TNF-α 单克隆抗体这类的生物制剂（所有的研究结果均支持老年性炎症性肠病患者使用糖皮质激素所引起的严重不良反应显著高于普通成人炎症性肠病，这点毋庸置疑；老年性炎症性肠病患者使用抗 TNF-α 单克隆抗体制剂引起严重感染的风险也显著高于普通成人炎症性肠病，还有许多研究显示老年患者对抗 TNF-α 单克隆抗体这类的生物制剂疗效相对差）。老年患者毕竟抵抗力较差，如果患上重症肺炎，有时候是致命的。曾经就有患者死于激素所导致的重症肺炎，至今想起来我仍然会很痛心。

　　除了感染，老年患者使用激素还容易出现骨质疏松相关骨折、骨坏死，尤其是那些原来就有糖尿病或者高血压病的患者，激素会导致病情加重至难以控制。这些都可能导致老年患者最后出现严重不良后果。

　　虽然硫嘌呤类药物的安全性在老年性炎症性肠病与普通成人炎症性肠病相差不大，但老年患者相对容易患肿瘤，长期使用免疫抑制剂都可能使肿瘤发病有增加的概率。

虽然顾虑这么多，但治疗依然不得不进行。

我对老张和他孩子说了一些自己的顾虑，大家都有些担忧，但是老张每天都有明显的腹痛、腹泻，不治疗是不行的！

"有没有什么办法可以预防肺炎？"老张的孩子问。

提前注射预防肺炎的疫苗应该是一个办法，但是老实说，我对肺炎疫苗一点也不熟悉。不过幸好我们有对接的社区医疗服务中心可以进行疫苗注射，所以我把这个社区医疗服务中心的联系电话发给了老张儿子。

在这里我不得不说，国内医疗界很多时候对疫苗非常不重视，我深深地觉得在这方面我们非常需要改进，我希望自己能更重视疫苗，同时也会在接下来的 1 ~ 2 年内尽力宣传相关的事情，以提高大家对炎症性肠病患者疫苗的重视。

对老张的治疗，最后我们采用了小剂量激素加甲氨蝶呤，同时让老张尽量服用肠内营养液。很快老张的病情得到了有效的控制，经过 2 个月的治疗，激素都停用后，我也终于松了一口气。

不过问题最后还是出现了，治疗结束两年后，老张的小肠 CT 检查发现了肠梗阻。虽然经保守治疗后好转，但由于克罗恩病是终身性疾病，随着老张的年龄增加，恐怕他早晚都要面临手术的问题。

对于老年患者，手术很容易出现并发症，但是拖延手术更容易导致之后手术的风险会更明显增加，所以不应该延迟紧急手术等一类必须做的手术。可问题是，老张这样还不能算是急诊手术，那要到什么时候才适合手术呢？是在这次梗阻得以控制后就择期手术，还是再多坚持几年呢？

老张已经 74 岁，我相信近期不手术他还可以勉强坚持几年，但我觉得他是典型的"熬得过初一，熬不过十五"。现在老张除了有一点高血压，各脏器功能还可以，进行手术应该可以吃得消，但如果等到 5 年或者 10 年后再手术，恐怕那个时候大家要面临的压力会更大。

鉴于这些考虑，我比较倾向于近期手术，因为手术不但可以提高生活质量，还可以通过切除病变严重的肠段来减轻患者肠道炎症的负担，也从而可以减少各种治疗药物合并使用的可能性或减少用药剂量。这些对于老张来说，都是非常重要的。

"反正早晚都要手术，不如现在做算了。"老张表了态。

我们的炎症性肠病外科对老年患者手术经验丰富，在给老张做了充分的术前准备后顺利地为他切除了病变严重的回肠末端和回盲部。老张也从此可以告别肠内营养液，而且可以很久不使用激素，生活质量棒棒的。

 医者的心声

　　老年患者诊治难度更大，需要炎症性肠病专科团队更谨慎地对待。

故事 36　一群志同道合的人一起做一件有意义的事情

阿中术后一年来复查肠镜，内镜下显示吻合口没有任何问题，我们都觉得很高兴。病友田老师和晓庆等人得知后也都替阿中感到高兴。

阿中、田老师和晓庆等人不但是我的患者，也是我的朋友，每次看到他（她）们充满希望的眼神，我都感到深深的幸福。因为他们都曾经深受疾病困扰甚至跌落到人生低谷，但现在，他们不但病情控制得很好，而且还是炎症性肠病公益组织的核心志愿者。

我们这些炎症性肠病专科医师有时候私下常说炎症性肠病患者预后的影响因素有 5 个：一是病情是否严重，这个因素自然是排第一的，病情严重的预后肯定差；二是有没有钱，这点也是很实在的，比如对是否可以使用生物制剂这一类比较昂贵的药物，经济条件好的自然选择就多，这可以解决不少问题；三是有没有遇到合适的医师，毕竟炎症性肠病的诊治是比较专业的，而国内炎症性肠病的发病是这几年才迅速增加的，许多医师对炎症性肠病的诊治都还非常不规范，及时找到专业的治疗团队是极其重要的；四是患者有没有被充分告知，比如向患者说明病情、维持用药的重要性等；最后一个是有没有好的支持力量，比如家庭、病友等。

　　对于前两个因素，可以做的事情很少，但是对于后面 3 个，我作为医师（现在也作为一个公益组织的成员），我想是可以做一些努力的。

　　在这里向大家介绍一下我们浙江爱在延长炎症性肠病基金会。对于我个人而言，这是一个特别的公益组织，并且我希望其对于所有的炎症性肠病患者和医护组织而言，能是一个有帮助有意义的组织。

　　早在 2003 年读博士的时候，我便开始接触越来越多的炎症性肠病患者，深刻体会到这些患者的不易，由于炎症性肠病是目前无法治愈的慢性疾病，患者的医疗费用高昂。据文献报道美国目前有大约 117 万的 IBD 患者，每年大约增加 7 万新发患者，在 2014 年 IBD 的直接费用和间接费用已经高达 146 亿美元和 316 亿美元；欧洲约 300 万炎症性肠病患者，每年直接医药费超过 56 亿欧元。虽然目前中国尚没有这方面的统计数据，但是可以想到我国大部分炎症性肠病患者所承受的经济负担也是极其沉重的，因为经济的原因而不得不放弃治疗的案例我也是见过不止一例。

　　我的两位好友在得知炎症性肠病患者的艰辛和不易后，萌生了成立一个公益组织的想法，以帮助更多的炎症性肠病患者。在她们两位慈善家的大力支持下，我们于 2016 年 8 月 17 日在浙江省民政厅注册成立了爱在延长炎症性肠病基金会这个特别的公益机构。

其实两位好友本来和炎症性肠病完全没有关系，她们是在认识了我的几位病友后才知道这种疾病原来那么折磨人。我的几位炎症性肠病患者（如阿中、田老师和晓庆等人）和家属在多年的就医过程中，已经成为了我的好朋友。后来，他们还自发组成了志愿者团队，在医院内外帮助炎症性肠病患者。我们医患互相协作，一起帮助患者，一起组织病友会，一起做微信公众号传播科普知识，我们在一起做了很多很多事情。这样特殊的医患关系，让我的两位好友感慨万分，也因此有了爱在延长炎症性肠病基金会的起点。

一颗心唤醒另外一颗心。

就是这样一点一点地、不知不觉地，有越来越多的人走在一起，这其中有国际知名的炎症性肠病专家，有年轻的炎症性肠病医护，有炎症性肠病患者及家属，还有本来和炎症性肠病完全不相干的志愿者。我们一群志同道合的人为了一个共同的目标而努力着，这个目标就是提高患者的诊疗和生活质量。

针对上面说的 5 个影响预后因素的后 3 个，我们为此做了很多努力。比如，我们在基金会的网站和微信公众号上设立了专门的版块"寻找各地的 IBD 专家"，以帮助大家可以尽快找到自己附近的炎症性肠病专科医师。我们还通过写书、组织学术会议来培训更多的炎症性肠病专科医师并宣传疾病健康教育。同时，我们也成立了很多志愿者团队，其中大部分核心人员都是炎症性肠病患者或家属，我们的志愿者和各地医护一起开展各项公益活动

（比如为炎症性肠病患病孩子们开办的夏令营、健康包、健康教育等），通过这些给患者提供支持。

"患者有没有被充分告知"其实就是患者有没有获取到足够的疾病相关信息。这些信息需要准确、全面，我们基金会的患者健康教育项目通过各种途径努力给全国患者提供各种疾病的相关信息，比如网站（www.cccf4u.org）、微信公众号（搜索"爱在延长炎症性肠病基金会"）、喜马拉雅（搜索"爱在延长"）、微博（搜索"爱在延长炎症性肠病基金会"）、相关系列丛书及健康教育手册，还有即将推出的专家问答视频等，我们希望用这些准确、全面的内容，让大家可以获得自己需要的信息，这样不但可以帮助患者正确面对疾病，还可以提高患者的依从性，是非常有意义的事情。

至于患者的支持力量，我们每年有志愿者会议和儿童、青少年夏令营项目，都是为了培训志愿者（很多是患者或家属）和青少年患者及其家属，而且我们正在全国各地开展"医患同行站"，希望这些都可以成为有用的支持力量。

基金会的项目在网站和微信公众号上都可以找到所有内容，包括财务公示、申请成为志愿者、捐款通道等。

基金会成立时间还不长，也遇到过很多困难，但是在大家齐心协力的努力下进步很快。这些经历不但改变了我，也给予了我更多的力量和勇气。和一群志同道合的人一起做一件有意义的事情，这样美好的事情因爱在延长炎症性肠病基金会而起，也希望可以让看书的你和我因此而变得更好。

　　我们的志愿者和医护都有一箩筐的故事，我期待着将来能有机会将他们的故事一一写下来。

医者的心声

　　爱在延长炎症性肠病基金会是一群志同道合的人在一起做一件有意义的事情，请关注我们，加入我们，一起为提高炎症性肠病患者的诊疗质量和生活质量而努力。

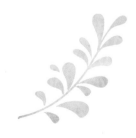

故事 37　面对疾病

　　我无数次遇到因为无法正视疾病而导致疾病（尤其是克罗恩病）出现严重并发症的患者，常常让我们扼腕叹息。但更多时候我为看到患者在正确面对疾病后所展现的强大生命力而感动。

　　我常常觉得，人生在世最重要的是需要了解一个问题——"我是谁"（当然，这是千古以来的终极问题）。而对炎症性肠病患者来说，最重要的是了解"炎症性肠病是什么？"

　　炎症性肠病是什么呢？绿色癌症，不死的癌症？

　　如果按照形容词修饰名词来解释，这就说明炎症性肠病是癌症的一种。而实际上却不是如此。炎症性肠病的确是目前无法治愈的终生性疾病，但却绝对不是无法治疗的疾病（请注意治愈和治疗的一字之差）。事实上，绝大部分患者如果得到正确的诊治，疾病是可以得到控制的。我们不否认极少数高危患者的病情的确会发展到难以控制的地步，但也同时有研究显示，80%的炎症性肠病患者在经过正确、及时的治疗后，可以和正常人一样生活。也就是说，这些患者虽然需要吃药、输液、抽血化验、肠镜检查，甚至需要接受手术治疗，但是他们依然可以过和正常人一样的生活，一样学习、工作、结婚生子。

　　炎症性肠病癌变的概率虽然是存在的，但是目前在国内发生还很少。以溃疡性结肠炎为例，10 年内癌变少见，虽然国外研究结果显示溃疡性结肠炎患者大肠癌的累积风险，10 年为 2.1%，20 年为 8.5%，看上去还是有点高。但是，以人群为基础的研究显示，此类人群的年发病率其实很低，为 0.06% 到 0.2%。我在门诊多次遇到患者过分焦虑癌变的问题，甚至一些病情很轻的患者因为担心癌变而寝食难安。其实，从炎症到癌变的过程中，累积炎症负荷和炎症性肠病癌变显著相关，也就是说，持续的严重炎症会和癌变相关，但是如果我们积极地控制活动性炎症，炎症性肠病的癌变就会下降。最近甚至有文献报道溃疡性结肠炎患者因为频繁进行内镜监测，癌变概率比普通人还低。这说明对于炎症性肠病癌变的预防，最重要的是控制慢性炎症和规律复查肠镜。

我常常告诉患者，与其过分焦虑于遥远的未来，不如走好当下的每一步。如果担心癌变，那就更应该积极地控制炎症，同时做好肠镜监测。对于长期未控制住的严重患者，定期癌症筛查绝对是非常需要的。目前指南一般建议对发病 8 年的患者，应该开始规律的结肠镜监测，监测间隔时间需要根据具体情况而定。

所以，对于炎症性肠病的理解最需要明确的一句话是：疾病虽然目前无法治愈，但通过合适的治疗，绝大部分患者病情可以控制。

希望患者们不要过于纠结炎症性肠病是否属于绿色癌症，接受自己的疾病，同时请努力让自己成为那可以基本正常生活的

80% 吧！

　　由于对疾病的认知存在不同，很多时候炎症性肠病患者在疾病刚开始会有各种情绪。

　　几个月前，一位刚收住的 21 岁克罗恩病患者小张让人很不放心，他 5 年前出现腹泻，当时肠镜就提示为克罗恩病，但却没有得到好的治疗，于是患者改用中药。虽然服用中药也没有明显缓解症状，但是小张却选择了继续服用中药。我并无诋毁中药治疗克罗恩病疗效的意思，但是除了少部分在非常有经验的中医处就医的患者，的确很少看到有通过服用中药可以很好控制克罗恩病的案例。我想在这里提醒大家，如果选择服用中药，请务必找一个专门治疗克罗恩病的中医专家，另外，请务必重视治疗前后客观指标的改善（这是克罗恩病治疗的核心理念，即症状的改善未必意味这个疾病真正得到改善）。最后，一旦发现中药疗效不佳，请尽快找到有经验的炎症性肠病西医医师。对于克罗恩病而言，治疗的最佳窗口期常常是有限的，每个患者病情发展速度不一，对于发展快的患者，其最佳的治疗窗口期相对短，一旦过了这个时期，后面常常不得不面对手术。

　　而小张居然在经过 5 年的中药治疗后，才奄奄一息地出现在我们门诊，白蛋白只有 1.6（正常是需要 3.5 以上，这么低是因为严重的腹泻导致的营养不良而引起的）。住院后，医师经仔细问诊发现他其实有严重的焦虑、抑郁和失眠。在心理卫生科专家会诊后，想给予他药物治疗，但是小张却拒绝使用。

早期干预是预防疾病进展的关键

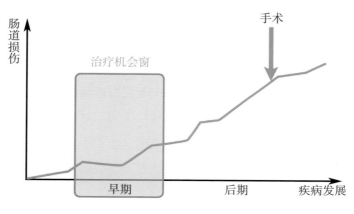

合适的治疗机会窗

"我不想活了，"他低声说，"反正都治不好。"

我正视他："你还完全没有开始规范的治疗呢！已经有 5 年的时间被耽误了。从现在开始，只要我们少走弯路，还是有希望的。"

我仔细看了他的小肠 CT 和肠镜，可以看出全部结肠已经有严重水肿和狭窄，肠镜勉强进镜 30 厘米后就无法继续了，很可能在不久的将来他将不得不切除全部结肠。但所幸小肠基本都正常。

小张又说："肠子都没了，还怎么活？"

我笑道："就算大肠没有了，还有小肠呢！"

原来小张以为自己全部肠子都有问题，觉得自己没救了。

"改善睡眠的药物不想吃"他接着说，"吃了会失忆的。"

这是怎么样的误解呀！"反正都治不好""肠子都没了""改善睡眠的药物吃了会失忆"，是这样的担忧导致他如此无法面对疾病，甚至出现明显的心理问题吗？这些都是太大的误解呀！

不幸的小张很幸运地有一个好姐姐，无论门诊还是病房，姐姐都一直陪伴着他。作为一个看过无数炎症性肠病患者家庭故事的"老"专家，我深刻地知道有这样的家属，对于一个克罗恩病患者来说有多重要。有一个好姐姐真的是上辈子修来的福分，曾经有一位克罗恩病患者，因为家庭困难，他美丽的姐姐甚至表示愿意嫁给一个自己不喜欢的男人，只要那个人愿意出钱给弟弟治疗。当时我真的很感动，没想到这种故事里才会有的情节，居然发生在我们医院。所幸最后弟弟病情控制良好，姐姐不需要这样"献身"，我也松了一口气。

看到一旁小张姐姐担忧却认真的表情，我连忙向她详细说明小张的情况——总之，虽然病情严重，但是积极治疗后可以改善。

"不会死吧？"姐姐问。

"不会死呀！大不了切大肠，也许治疗后还有一线希望可以保住大肠。"我回答，"如果能早几年来就更好了……"

唉，真是最让人无奈的"如果"。

如果，你可以早点找到好的炎症性肠病团队诊治；如果，你可以早点正确面对疾病；如果，你可以少走弯路；如果，你当地的医师可以更了解炎症性肠病；如果……

但是无论如何，小张有一个好姐姐，甚至还有完好的小肠。他在不幸中又是多么幸运呀！

经过我们医护的反复沟通，再加上好姐姐的耐心照顾，小张终于接受了全肠内营养，在营养指标好转后，我们为他加了小剂量的激素和硫唑嘌呤，在服用抗抑郁药物后，他的睡眠也好转了很多。

当经过两个月的治疗，小张以完全不同的精神面貌出现在门诊，我们团队中认识他的医护都和我一样惊喜——他长胖了十几斤，化验指标都基本接近正常，人看上去气色也非常好，简直像变了一个人！看上去帅极了！更开心的是，复查肠镜显示远端结肠已经明显好转，虽然还是需要手术切除部分肠管，但是不但可以保住肛门，左半结肠也可以保留。

虽然小张前面的路还会遇到很多困难，虽然他还是可能在将来不得不面对终身造口，但此时此刻，已慢慢开始懂得正确面对疾病的他已经有了勇气去接受自己和自己的疾病。

我们会一起和你努力，小张。

医者的心声

炎症性肠病这类疾病虽然无法治愈，但通过积极治疗，绝大部分患者病情可以控制。正确面对疾病，走好当下的每一步非常重要。

故事 38　错误的认知——转移注意力

今天307诊室来了一位从江西来的患者，是一个27岁的小伙子，他在2013年出现反复腹痛，但不是太严重，肠镜显示典型的结肠纵向溃疡，回肠末端已经有狭窄，病理找到肉芽肿，小肠CT显示回肠末端有全层节段性改变，于是很快确诊为克罗恩病。初诊医师给他用了激素后症状有所缓解，复查肠镜也显示有所好转，于是便给他试减激素，并加用了一颗硫唑嘌呤，但当加到两颗的时候，患者出现了硫唑嘌呤的常见副作用——白细胞减少，然后小伙子就把所有的药都停了。之后就什么药物都没用了。

就这样，又是一个常见的故事：自行停药。拿我们医师的话来说，这样的患者依从性不好，没有按照医师要求的去做（没有遵医嘱）。

所以呢，小伙子来我们门诊的时候脸色非常苍白，血色素只有6克多一点（只有正常男性的一半水平），而红细胞沉积率和C反应蛋白也都是明显增高，1米73的个子，体重却只有40公斤，非常的瘦。

可有趣的是，不管是他自己还是他的家人，对克罗恩病这个疾病的认知是有的，比如他对硫唑嘌呤的副作用了如指掌，对克罗恩病的诊断标准也说得头头是道。不光如此，他对整个消化道显然做了全面的研究，比如对于自己反复黑便和严重的贫血，他一口咬定肯定是自己的胃部存在糜烂导致的，可事实上他的胃内糜烂非常轻微，根本不可能导致这样反复且明显的慢性出血。

我提醒他："出血很可能是小肠里面的病灶导致的，毕竟你的小肠一开始就有狭窄，CT 提示有节段性克罗恩病"

他立即反驳："但是我的小肠没有发现溃疡呀！黑便肯定是胃的问题导致的"。

我说："你的肠镜做到回肠末端就因为狭窄无法进镜了，很可能狭窄上面就是明显的溃疡，这些溃疡完全可能导致这样反复的黑便。"

"不可能，我感觉挺好的，当时激素治疗后结肠的一些小溃疡都完全好转了，我的克罗恩病也已经治疗好了，贫血不可能是克罗恩病导致的。"

我反问他："那你的红细胞沉积率，C 反应蛋白为什么这么高呢？"

他愣了一下，说："那是因为我最近体质差，感冒了。"

看他如此执著地认为自己的疾病并没有发展，我也只能无语了。看到贫血就认为是胃病导致，看到炎症指标高就认为是感冒导致，每次腹痛腹泻都自己安慰自己是吃东西不卫生导致的，总之就是不愿意承认自己的克罗恩病不但有复发，事实上还已经发展得很严重了。这是典型的逃避心理。

他会去关心疾病，想各种方法上网查各种炎症性肠病的资料，他甚至是看了一些关于炎症性肠病的学术文献，并关注了很多疾病的相关内容，他自己也想了很多，和病友也讨论了很多，对每一种治疗方法的似乎都很了解。可是，几年过去了，看了无数资料，想了无数事情，却始终不进行任何一种治疗，那又有什么用呢？

因为知道很多药物的副作用，反而导致自己不敢使用任何一种药物，这种"知道"会不会更加不利于对治疗方案的理解和执行呢？

我慎重地对他说："没有医学背景的患者，如果仅靠个人查阅的医学知识，对内容的理解很多时候是片面的，哪怕在某一点甚至某几点上患者本人可以深入理解（少部分患者在某些方面的医学知识甚至可能超过一般的医生），但人体是复杂的，医学知识是浩瀚的，仅凭个人的阅读体会和个人疾病体会来决定治疗炎症性肠病的方案，往往是不合适的。我们医师非常欢迎患者去查阅疾病知识，但是，请务必和你的医师讨论你对疾病和药物的理解。毕竟医师经过了多年的全面医学培训，不仅有全面的疾病知识（并不限于炎症性肠病一种疾病），更重要的是，会通过对许多患者的诊治，积累全面的疾病诊疗经验。这些经验是患者本人很难仅通过自学一些资料、总结自己个人情况就可以获得的。"

其实我本人很欣赏这些认真学习的患者，不夸张地说，部分患者对炎症性肠病的了解甚至已经超过很多消化科医师。但我更希望这些患者将自己自学的内容和医师充分沟通，往往就可以获得很好的特别适合自己的治疗方案，而且，这样的方案因为得到医患的共同参与讨论，常常会有特别好的依从性。

一旁的父亲认真地听着，突然含着泪水对我说："我儿子是不肯吃东西才这么瘦的。"

儿子很无奈地给父亲一个郁闷的眼神。

我只能安慰父亲："你儿子是克罗恩病导致的肠道狭窄，吃不了多少东西，一旦吃了就会出现腹痛不适。"

父亲依然执着地说："我让他多吃肉，吃肉身体才会健康，他就是不听。不吃肉怎么能行呢？生病的人必须吃肉呀！"

唉，我说什么好呢？真是无语了……

一个对疾病如此"了解"的儿子，一个对疾病如此不了解的父亲。你们平时是如何沟通的呢？你们为什么都不肯面对现实呢？现实是有点残酷，但是，也只能面对呀！

药物虽然是有副作用，但是也是利大于弊，医师才会建议患者用的呀！何况大部分副作用都是可以把控的，我们需要认真对待药物的副作用，积极预防其发生，真的没有必要过度恐慌。如果因为恐惧药物副作用而不愿意使用药物，只能导致疾病发展（毕竟炎症性肠病是无法自愈的疾病），最后病情只会更糟糕，甚至会出现严重的危及生命的并发症，这样的故事太多了，我经常感到非常非常遗憾甚至非常悲伤。我希望更多患者看到我的这本书以后，可以对炎症性肠病这类疾病及所用的药物都有一个较为全面、正确的理解，同时可以鼓起勇气面对现实。人只有在采取行动以后才可以获得进步，对炎症性肠病这类疾病也是常常需要积极的心态、合适的治疗才可以获得好的预后的。

所以，都勇敢一些吧！炎症性肠病的治疗虽然是一场持久的战争，但我们也是有很多好武器的！何况，还有很多战友呢！

对患者来说，正确的疾病资料来源非常重要，我们爱在延长炎症性肠病基金会有好几本书籍都是给患者或家属看的，大家可以在各网站上购买，名字分别为《溃疡性结肠炎和克罗恩病　你问我答》《溃疡性结肠炎和克罗恩病照护指导》《春风度：走出炎症性肠病的荒城》《溃疡性结肠炎和克罗恩病饮食管理》。

另外，我们的网站上有很多适合患者看的，同时也非常好的疾病信息和基金会项目等，网址为 www.cccf4u.org。

如果英语水平好的话，以下这些网站也是推荐的，分别是国外一些著名的 IBD 公益组织的网站：

https://www.crohnscolitisfoundation.org/living-with-crohns-colitis/helpful-links.html

https://www.predictimmune.com/patient-resources-2/

需要出国旅游的 IBD 患者可以在下面这个公益网站获得一些和旅游有关的信息：

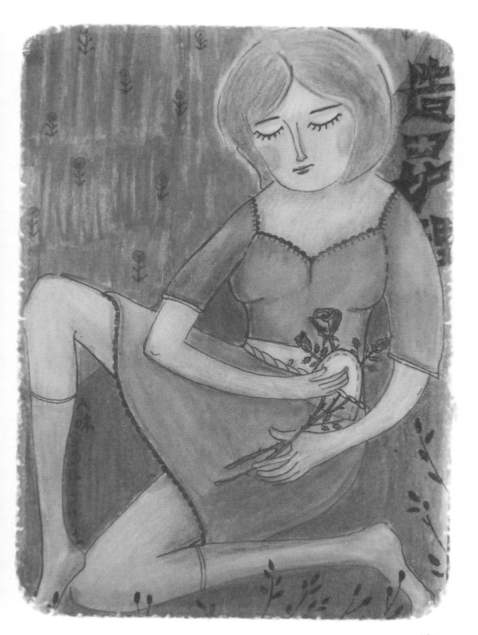

https://www.ibdpassport.com/zh-hans

当然，除了网站，我们还会通过微信公众号、微博、喜马拉雅等多种途径宣传疾病的正确知识，大家都可以免费获取。我们同时也在积极建设线上和线下的患者社区，希望可以帮助大家更多。具体可以关注微信公众号"爱在延长炎症性肠病基金会"。

医者的心声

　　治疗炎症性肠病的许多药物虽然有副作用，但是大部分副作用都是可以把控的，我们需要认真对待药物的副作用，积极预防其发生，没有必要过度恐慌，更不能因为恐惧药物的副作用而放弃治疗。

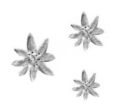

故事 39 水痘的故事

　　小王是一个 18 岁患有溃疡性结肠炎的男孩，已反复服用激素和美沙拉嗪数年。因为疾病反复发作，黏液血便次数很多，就在姐姐的陪同下来就诊。肠镜检查发现炎症较为明显，于是医师给他使用了 60 毫克的激素。经治疗后，小王黏液血便的症状明显减少，姐弟两人就高高兴兴地回家了。

　　但是回家一周后，细心照顾小王的姐姐发现他背部出现了一个小小的皮疹样改变，于是马上带着弟弟到医院皮肤科就诊。皮肤科医师经验丰富，根据皮疹情况马上考虑是水痘，配了一些内服和外用药物后姐弟两人就回家了。

　　我们先了解一下水痘是什么疾病。水痘是由水痘 - 带状疱疹病毒初次感染引起的急性传染病。主要发生在婴幼儿和学龄前儿童，但是如果成人发病症状常常比儿童更严重。以发热及皮肤和黏膜成批出现周身性红色斑丘疹、疱疹、痂疹为特征，传染力强，自发病前 1～2 天直至皮疹干燥结痂期均有传染性，经接触或飞沫吸入均可传染。

　　虽然水痘是比较常见的疾病，大部分孩子会很快恢复。但是没想到回家后第二天，小王就出现高热，同时皮疹迅速增多，姐姐连忙打车带着弟弟来到急诊就诊，急诊医师考虑小王的发热和水痘有关，于是连忙让小王转传染病医院住院。

小王水痘的临床症状发展迅速，发热不退，而且还出现肝功能异常。由于传染科医师希望能与炎症性肠病的专科医师一起调整小王同时在使用的治疗溃疡性结肠炎的激素。小王的姐姐非常着急地找到了我，问我该如何调整药物。

我其实在此之前也没有遇到患者在使用较大剂量激素的同时发水痘，因此立即查找文献，而在看到文献的那一刻，我的心像被猛然抽到一样的痛，因为，在欧洲克罗恩病和结肠炎组织（ECCO）发布的《欧洲克罗恩病的诊断管理共识》（2016 年版）里面清清楚楚地写着"使用免疫抑制类药物的患者，水痘症状常常更加严重，甚至可能致命。水痘可以引起肺炎、肝炎、脑炎和出血类疾病。曾有关于炎症性肠病患者罹患水痘的一篇综述报道，在 20 例患者中就有 5 例死亡。"

我感到如坐针毡，给好几位老师打电话请教进一步的治疗方法，同时积极和传染科医师联系，经过沟通，我建议他尽快将小王的激素减量，同时加强水痘的治疗。

小王的病情非常严重，在随后的几天，水痘并发出现肝功能严重受损，甚至有多个器官出现弥散性血管内凝血（指疾病在进展过程中产生凝血功能障碍的最终共同途径，可引起全身性出血，病死率高达 31% ~ 80%）的前兆。传染科医师说需要大量血浆，但是医院血库的血浆不够，他的姐姐在朋友圈向大家求救，我也积极通过熟人请求帮助，最后终于顺利得到了所需要的血浆。在传染病医院医师的积极治疗下，经过输血浆等积极治疗，3周后小王才度过了危险期。我也终于松了一口气！

为什么小王出水痘后，病情会发展得这么严重呢？那是因为他同时在服用大剂量的糖皮质激素。激素或硫唑嘌呤这类药物都是抑制免疫的药物，在控制溃疡性结肠炎的同时也削弱了机体对水痘病毒的抵抗力。因此，这种时候如果感染了水痘，常常病情会特别严重，而且容易出现肝炎、脑炎、肺炎，甚至严重的血液科疾病。所以，在有经验的炎症性肠病中心，会在诊断的同时应该立即检查患者的水痘抗体，如果水痘抗体的免疫球蛋白G（IgG）为阳性，就意味着患者曾经患过水痘，已获得了终身免疫。而如果水痘抗体都是阴性，那这位患者就会对水痘没有免疫力，在炎症性肠病病情允许的情况下，暂时将不开始使用免疫抑制的药物，并应接受1～2次水痘疫苗的注射。在疫苗注射结束4周后，再开始使用各种免疫抑制剂（如果正在使用免疫抑制剂的患者需要停用免疫抑制剂3～6个月后才可以注射水痘疫苗）。

小王终于恢复了，但我的内心却难以平复，这件事情触发了我要做水痘等疫苗的调查，并在我们中心首先推出炎症性肠病患者注射疫苗的工作。

每次反思这件"水痘事故"，我都心有余悸，同时也深深感到对于一种终身性慢性疾病来说，预防工作何其重要！在我国，疫苗注射普遍是放在社区医疗服务中心的，所有炎症性肠病中心应尽快地和社区医疗服务中心防疫科建立联系，更好地为炎症性肠病患者进行恰当的疫苗注射。

　　说到水痘，就必须顺带说一下带状疱疹。水痘和带状疱疹可是很有关联的，都是由水痘 - 带状疱疹病毒引起的。水痘为自限性疾病，病后可获得终身免疫。但部分患者被水痘 - 带状疱疹病毒感染后成为携带病毒者，由于病毒具有亲神经性，感染后可长期潜伏于脊髓神经后根神经节的神经元内，当抵抗力低下（比如服用各种免疫抑制剂）、劳累、感染、感冒时，病毒可再次生长繁殖，并沿神经纤维移至皮肤，使受侵犯的神经和皮肤产生强烈的炎症，带状疱疹的发病率随年龄增大而呈显著上升。因为炎症性肠病患者很多服用各种免疫抑制剂，所以出现带状疱疹的不少见，而老年患者尤其多，所以欧洲的炎症性肠病共识推荐所有60 岁以上的老年人常规注射预防带状疱疹的疫苗，可惜目前国内还没有这个疫苗。

医者的心声

炎症性肠病患者需要重视疫苗注射。

故事 40 如何做好随访，如何看门诊

　　小萍读大学了，患病多年的她，大部分时间都是由她父亲代替她来就诊、配药，每次我见到这位好爸爸精心为女儿整理好的疾病资料文件夹，都会衷心地佩服他代替女儿做好疾病管理的良苦用心。类似小萍爸爸对疾病管理做得好的家属或者患者并不少，很多时候他们的努力也给了我很多启发。

　　鉴于炎症性肠病是终身性疾病，所以患者的自我管理极其重要。我基本都会对自己的患者提出要求，让他们在半年左右的时间内掌握炎症性肠病的一些基本知识，并且每次看门诊时都要把自己的化验结果填写在表格里面（表格见附表1）。当然，对于部分文化程度较低或没有时间填写的患者，则需家人帮忙完成。这些表格上的数据都是对炎症性肠病患者而言比较重要的内容，我希望患者可以逐步理解自己各项检测单的意义并成为自己疾病诊疗团队最重要的核心。其实绝大部分患者都做得非常非常好！

　　以下几个小细节也希望各位可以尽量做好，这样不但可以帮门诊医师减轻负担，也可以让自己更清晰地知道疾病现状，还有利于和医师共同讨论病情和治疗方案。

　　1. 大单子的整理　肠镜（包括病理）、CT和磁共振这些大单子都是非常重要的，可以按照时间顺序整理好，专门用一个夹

子夹好或者放在文件夹里面，这样医师翻阅起来就会很快捷。医师在制订及修改治疗方案的时候，都需要不断地回顾以前的资料，对比现在的资料，这样才可以做到真正的"个体化治疗"。

2. 小单子的整理　各种血化验，比如血常规、肝肾功能、红细胞沉积率及 C 反应蛋白等小单子，这些小单子往往会很多，因为需要不断复查，所以大部分既往的就不那么重要。一般医师需要看最近一次的化验来评估目前的疾病活动情况和脏器功能。建议把最近的化验单放在最上面方便医师查阅。当然，可以填写我提供的那份表格的就可以更快捷地看出来指标的改变情况。

3. 出院小结　尤其是初次住院的出院小结和手术的出院小结，这里面往往写了很多非常重要的信息，比如一些重要的检测结果、手术方式、治疗方案等，这些都非常有价值，建议专门也做个用一个夹子夹好，或者和大单子一起放在文件夹里面。

4. 手机里面的化验结果　现在很多患者都可以在医院的软件中查找自己的化验结果，但是请尽量不要在门诊就诊的宝贵时间内才拿出手机开始找自己的化验结果：一般医师给予每位患者的就诊时间很短（请相信我们医师真的很努力了，但是患者实在太多，分配到每个人头上就真的时间很短，我很抱歉，但是我真的也没有更好的办法），所以在就诊这么珍贵的几分钟内才开始手忙脚乱地反复点击自己的手机找化验结果是很不合适的。陈医师我有时候会忍不住抱怨这种严重浪费时间的做法，我一旦表现出不高兴的样子，患者就更加手忙脚乱了，哈哈。强烈建议在就诊等待期间就找出各类结果并截图保持在同一个文件夹里面，这样就可以非常快捷地让医师看到检查结果。当然，我自己的患者我还会要求更高一些，让他们找出其中重要的结果填写在随访表格里面，这样的好处是患者自己对重要指标的改变非常清楚。

5. 治疗方案和药物的使用情况　病程长的患者可以根据自己的病情简要总结一下各种治疗方案的开始时间、治疗情况、副作用等。

6. 需要配的药物和需要问的问题　这些小细节必须在就诊的几分钟内迅速搞定，因此事先写在小本子上可以减少相互的很多麻烦。话说我感到最头疼的就是有的患者就诊结束后反复回来问我其他新的问题——我非常欢迎提问，但是请尽量在自己就诊期间内一次性问完。因为我们医师需要面对的是很多患者，这样反复询问打断了其他患者的就诊，也是非常不礼貌的。当然，一些我没有交代清楚的事情或者患者没有理解的事情再回来问是绝对允许的。

总之，鉴于炎症性肠病是终身性疾病，因此患者的自我管理极其重要，做好自己疾病资料的整理和门诊准备非常重要。

医者的心声

患者的自我管理极其重要，做好自己疾病资料的整理和门诊准备非常重要。

故事 *41* 你必须掌握的一些理念

　　小方第一次找我看病的时候拿着我写的《溃疡性结肠炎和克罗恩病你问我答》一书，而且在书上认真地划了很多重点。我很欣慰自己的书可以帮助到他。

　　对于炎症性肠病这种特殊的疾病，有一些理念不但对医师是重要的，对患者也一样是需要了解的，我为大家在这里罗列一下。

　　理念一：临床症状和疾病严重程度常常不一致，需用客观的指标来监测病情。

　　这点尤其对克罗恩病患者极其重要。少部分患者在几乎没有症状的前提下突然出现肠穿孔等严重并发症，如果这个时候才进行诊治，常常患者已经面临手术甚至生命危险。反过来也是，部分患者感觉腹痛腹泻较为明显，但是其实疾病本身的炎症并不严重，有时候内脏敏感性高的患者对疼痛更敏感，可导致临床症状明显甚至疾病活动的评分都增加很多。所以，对于炎症性肠病患者而言（尤其是小肠克罗恩病），非常重要的一点是其临床症状和疾病严重度常常是不一致的。因此，无论是医师还是患者，都必须尽量按照客观的指标来评价疾病的严重程度和活动情况，绝对不能单纯按照症状来评估病情。

那么，哪些指标是客观的呢？

1. 内镜　这是最客观最准确的临床评估指标，比如大肠部分的炎症以肠镜为评价标准，小肠部位的炎症以小肠镜为标准，内镜下活检取到的病理更是可以细致地在显微镜下反应局部的炎症情况。

2. 影像检查　比如小肠 CT 或小肠磁共振，这些检查可以比较全面地反应小肠情况，包括小肠黏膜和肠壁的改变，同时对并发症也有一个全面的评估，因此在诊断和随访中有重要的价值。

3. 血液炎症指标　比如血常规、红细胞沉积率、C 反应蛋白，其中血常规里面的贫血可以侧面反反映出肠道炎症导致的慢性失血情况，血小板增高也可以侧面反映慢性炎症。而红细胞沉积率和 C 反应蛋白是反映人体急慢性炎症的常用指标。不过需要注意的是，红细胞沉积率和 C 反应蛋白增高不但可以见于肠道炎症，其他部位的炎症（比如上呼吸道、肺部等）也可以导致这两个指标增高，因此特异性差一点。

4. 粪钙卫蛋白　这个指标前面已经专门介绍过（见故事24），可以比较精确地反应肠道炎症。

很多时候，医师是综合以上各因素来全面评估患者病情的。

理念二：预防永远是重要的，无论是用药物还是用疫苗等方式。

对炎症性肠病的预防主要包括两方面：一个是指预防疾病复发（包括术后预防复发）和预防疾病并发症（比如肠梗阻、肠穿孔、肠瘘及腹腔脓肿等并发症）；另一个是预防药物导致的并发症（比如肺炎、肺结核、水痘、肝炎等）。一个好的诊疗团队不但治疗发作期患者，更注重炎症性肠病的预防工作。

理念三：对炎症性肠病的治疗是非常个体化、动态的过程，最重要的是在合适的时间对合适的患者用合适的治疗方法。

无论是升阶梯还是降阶梯，联合用药还是停药，内科治疗还是外科手术，都需要在合适的时间采用合适的方法。有时候是一种治疗方法（药物），有时候是联合用药；有时候先手术再用药，有时候先用药再手术……诸如此类，一位好的医师需要学会使用十八般武艺，在需要的时候拿出其中一种或者好几种，甚至有时候什么都不用（比如暂时不用药，仅仅观察病情）也是一种治疗方法。

治疗时间也很有技巧，比如择期手术的时机问题，太早了没有必要，太晚了并发症增加。如何在最合适的时间进行择期手术往往需要医患共同决策。

至于合适的患者，我个人觉得主要指这个患者的病情在某个时候适合某种治疗方法的意思，同时也指该患者对这种方法有好的依从性。

我一直非常非常希望患者以及家属都可以更好地全面地了解疾病，只有正确地认识炎症性肠病，才可以有最好的疾病管理。其实说到底，疾病管理也是属于一种特殊的自我管理，如何做好这个自我管理需要自控力，更需要时间和智慧。其中最重要的原则我认为是：活在当下，走好面前的每一步。炎症性肠病的疾病管理是如此，人生何尝不是如此！

这么多年在 307 诊室出专科门诊，我认识了无数的炎症性肠病患者，我相信自己改变了很多患者，而我也被很多患者所改变。

在 307 诊室我们看到了人生的磨炼、苦难甚至死亡，看到了恐惧、焦虑、孤单、怀疑和背叛；但我们更看到了勇气、信任、亲情、欢乐、温暖和爱。

正如电视剧《心术》里所言——《圣经》里说这个世界上有三样东西对人类是最重要的：信任、希望、爱，而医院就是对这三个词的最好诠释。我想，无论是对于炎症性肠病医护还是患者，这三个词都是支持我们努力向前的最重要动力。

 医者的心声

用客观的指标来监测病情、预防疾病、在合适的时间对合适的患者用合适的治疗方法这些都是非常重要的炎症性肠病治疗理念。

故事 42　我何时可以停药

　　小陈 24 岁，是一位克罗恩病患者。他虽然病情不算轻，但所幸发现得及时，治疗也及时使用了生物制剂，1 年后复查肠镜发现原来的结肠多发溃疡已经全部愈合，兴奋之余，他也想来问问接下来的治疗方法，于是开开心心地挂号来咨询。

　　"陈主任，您看我现在情况这么好，溃疡也都全部愈合了！我可不可以停药啊？"

　　停药是一件大事情。到底何时可以停药呢？

　　其实没有定论。

　　我们再三强调对于炎症性肠病的治疗是非常个体化的，停药也是一样，停药的时间也是非常个体化的，目前并没有资料来提出何时停药最合适。以小陈使用的生物制剂英夫利昔单抗为例，虽然没有定论，但大部分专家认为英夫利昔单抗维持治疗需要到达黏膜完全愈合一年（维持期间未用激素）、内镜下黏膜愈合、炎症指标正常的克罗恩病患者可以考虑停用英夫利昔单抗，但是一般建议用免疫抑制剂维持。

　　小陈有点受到打击，说："还需要用免疫抑制剂维持啊？"

　　我连忙安慰："虽然克罗恩病是无法治愈的疾病，停药后早晚都会复发，但是你的病情很快得到了控制，有些患者停药很久都没有复发呢！"

"那我到底会不会那么幸运呢？停药后复发的风险有多大呢？不然万一停药就很快复发，就有点可怕……"小陈追问。

"曾有临床试验随访了一些使用英夫利昔单抗治疗至少 1 年、病情获得无激素缓解至少 6 个月的患者，发现停药后 1 年的复发率为 30%～40%。"这是我大概记得的数据。"不过随着停药时间延长，复发率肯定会逐步增高。"

小陈有点犹豫，说："我是不是属于很容易停药后就复发的类型呢？"

"其实复发高危因素和疾病高危因素差不多，比如年轻、吸烟、穿透型病变、合并肛周病变，此外，小肠受累的患者容易复发，还有先前病情控制困难、炎症指标升高、酿酒酵母菌抗体（ASCA）阳性的患者容易复发，原来病情重、难控制的患者停药后也会相对容易复发。"我接着提议，"你可以查一下你体内英夫利昔单抗的血药浓度，如果你在缓解期英夫利昔单抗的谷浓度较低，那一般停药后复发风险就会相对低。"

小陈一听就明白了，说："如果我的疾病在英夫利昔单抗谷浓度比较低的情况下还是缓解，那停药就会相对安全一些，而如果我是需要英夫利昔单抗谷浓度高才可以维持缓解，那停药后病情就很容易复发啦！"

小陈果然是领悟能力超强的年轻人。

再次用药一年后，他做了一个药物谷浓度检测，结果显示血药浓度还是比较低的，他于是又重新燃起停药的希望，再次来复诊。

我觉得这个时候小陈虽然可以考虑停英夫利昔单抗，但是还是希望用硫唑嘌呤来维持，这样可以明显减少复发的可能。可小陈很不愿意用硫唑嘌呤，一心想享受一下不用药的幸福生活。何况，他还在打自己的小算盘，计划结婚生孩子呢！

但是不用药早晚要复发呀！

小陈有点小伤心，还是不死心地接着问："那等复发了再重新用英夫利昔单抗会有效吗？"

"复发后再次使用英夫利昔单抗的有效率在 80%～90%。"

小陈陷入了沉思，说："我还是想停药，毕竟长期用英夫利昔单抗有并发感染的概率，何况生物制剂的费用也不低。而硫唑嘌呤，我实在不想用。"

看小陈如此抵触硫唑嘌呤，我只好接着与他沟通："硫唑嘌呤其实不可怕，何况你如果以后复发再次使用英夫利昔单抗的时候恐怕也是需要合并使用硫唑嘌呤的。"

可小陈依旧不愿意，我也只好妥协。

我让小陈一定记住定期复查粪钙卫蛋白，尽量每 2～3 个月复查 1 次，因为大部分停药后的复发会发生在停药后的 6～12 个月，所以第一年的随访尤其重要。粪钙卫蛋白的检测简便易行，可以预测部分复发。

　　小陈还是做得很不错，随访接近 1 年，其粪钙卫蛋白都是正常的，真是幸运。我也希望他可以尽量长时间的维持这样不用药就可以保持疾病缓解的"蜜月期"！

医者的心声

　　停药需谨慎，停药时机没有定论，一般建议黏膜愈合 1 年后可考虑停药，但需要和专科医师沟通利弊，停药后需要定期监控，积极预防复发。

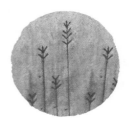

故事 43　父亲的爱

　　因为合作医院的缘故，我需要到镇海的一家医院工作 6 个月，为了能发挥自己的专长，我特意在这家医院也开设了炎症性肠病专科门诊。

　　专科门诊接诊的第一天，因为有媒体和从杭州特意赶来的患者而显得特别热闹。不过，第一个专科门诊的号，大家却主动让给了一位父亲。因为，他是从遥远的福建赶到镇海为自己 17 岁儿子咨询的。

　　克罗恩病是年轻人高发的疾病，很多时候，年轻患者的父母会代替孩子来看病。这些父母，有的已经华发早生，有的看上去还很年轻，但是所有第一次来问诊的父母都带着一颗焦虑、痛苦的心。当看到自己的孩子总是病情复发，常常受腹痛、腹泻、肠梗阻及出血等各种症状的折磨，每个父母都宁愿自己能替孩子去受苦。

　　这位父亲也是一样，他的儿子 17 岁，病情比较复杂和严重，目前正休学在家。不过，他似乎比很多患者的父母更加理智也更加淡定些。他在来门诊的前一天仔细整理过儿子的病历，并将病历上的特点总结写在一小张纸上。这张总结条理清晰、重点突出，绝对有专业性，也因此节约了我很多整理病历的时间，我由衷地称赞他的细致与用心。然后他又提出了几个非常专业的问题，我非常耐心仔细地一一回答。看病期间我高度赞扬他总结和提问的高度以及专业性，可以看出，这肯定是一位特别负责、特别爱孩子的父亲，因为儿子的病，他似乎已经在短短一年多时间内，让自己成为了一个克罗恩病的专家。因为自己的爱子，他不惜辗转在全国各地找各个专家咨询。他说每做一个重要决定，他都要找十位专家咨询，然后才下决定，因为如果一旦决定错了，他的孩子就可能因此延误治疗。

他对我说："陈医生，你知道吗？当医生对我和我爱人说孩子的疾病是'绿色癌症'时，我爱人马上就晕倒了……"

"'绿色癌症'？其实克罗恩病虽然不能治愈，但是大多数病人在正确的诊治下可以正常地生活！这个还是和癌症有很大的区别，重点应放在"绿色"这个字眼上。绿色就表示它并不会像其他癌症那样预后很差。"

但是，很多患者会认为"绿色癌症"也还是癌症呀！

克罗恩病是一种累及消化系统的免疫疾病，和癌症有很大不同！我们的医生的目标是让患者可以拥有好的生活质量。而且应该让患者知道，虽然与慢性疾病相伴，仍可能拥有精彩的生活。

"有可能吗？"

"当然有可能！你看旁边的这位小姑娘，原来是非常严重的克罗恩病患者，大出血时通过急诊手术从生死线上拉回来的，现在控制得很稳定，还常常可以来帮忙其他病友呢！"

……

旁边的记者听了我们的对话，忍不住问他："我们可否在门诊结束后采访你？"

他沉吟片刻，答应了。

镜头对准他时，他还是很理智和淡定的样子。但当记者刚问了第一个问题，他就突然在镜头前红了眼圈。我蓦然看见他的眼泪在眼圈中打转，似乎这一年多他的焦虑，在全国各地四处求诊的辛劳，对爱子的痛惜、疼爱和无奈，妻子的痛苦和无助，这一年多所有的心酸、委屈和无奈，突然一齐涌向这位年轻父亲的心头。

我突然发现：我们所做的一切是那么值得！父亲的爱又是那么的打动人心！

医者的心声

虽然与慢性疾病相伴，炎症性肠病患者依然可以拥有精彩的生活。

故事 44　炎症性肠病慢病管理的意义

大家都知道，大医院患者太多，有经验的专家门诊更加难挂到号。一般半天的炎症性肠病门诊，我竭尽全力（而且常常是在两个助手的帮助下）也只能看完三十余位患者。比如周四全天我都是专家门诊，上午门诊基本要看到中午一点才可以吃饭；然后一点半又要开始下午的门诊，常常是医院最晚一个下班的专家。这么多患者希望找我看诊，我自然也感到很自豪，也会尽量加号来满足大家的需要，但难免有时候觉得体力、脑力都面临着巨大挑战，毕竟对待每一个患者，我都需要投入大量的精力来在最大程度上作出尽可能准确的诊治。人的身心有压力，难免情绪上就会有波动，我记得自己好多次在专家门诊的时候忍不住对患者发火（我承认好医师不应该对患者发火，也承认自己做医师的这20多年一直在磨炼自己的耐心，但是有时候实在是太累了真的还是会有一点小失控）。最主要的发火点是受不了有的患者磨磨蹭蹭，或者有的患者完全无法做好自我管理。我真的很怕面对疾病很严重，自己却经常搞不清自己的情况，经济很窘迫，最糟糕的是药物还经常出现副作用的患者。可能是太希望帮助到所有的患者，但是面对这样的患者，不但心累，自己作为医师也觉得可以做的事情很有限，甚至会对自己产生怀疑。有时沟通了很久，患者还是一脸懵懂，最要命的是，他后面还有很多患者在排队等着门诊。这种时候深深觉得自己的能力有限、精力也有限，有时候真的会失控。对着患者发火后自己就又会特别后悔。

不过，随着年龄的增长，同时也在门诊助手和志愿者的协助下，在门诊发火的情景也越来越少。所以特别感谢门诊助手和我们志愿者的帮忙，我记得有一次一位患者的病史我们门诊助手（那次是一个护士做我的助手）就花了一个小时才问清楚，难以想象如果没有助手的帮助我要多晚才可以下班。

在中国，很多专家一个上午要诊治 50 例患者甚至更多，医疗工作者面对的是庞大数量的患者，很多时候我们也不忍心对大老远来的患者拒绝加号，因为炎症性肠病患者经常无法在附近医院找到专科医师，很多患者每次看病都是非常不容易的。我知道很多患者看病的不易，也因此极其努力地培养更多地专科医师，从去年开始我们还进一步和社区医院合作，让更多的社区医师加入到炎症性肠病的疾病管理中。其实对于一个无法治愈的终身性疾病，一个完善的医疗体系以及一个完善的慢病管理体系是极其重要的。因为患者不但需要大医院里专家的诊治，同样也需要之后的疾病随访，尤其对克罗恩病这样的"阴毒"的疾病，如果没有疾病管理，每次患者都发作了才找到大医院的专家就诊，那是极其糟糕的事情。古人常说"上医不治已病治未病"，这句话用在炎症性肠病的疾病管理上最合适不过了。我们需要尽量预防疾病发作，那就需要患者真正了解疾病治疗的目的是什么（这个在很多章节里反复提到），需要患者经常在无症状的情况下做一些检测，同时也需要对一些高危的患者进行更严密的监测。这些都离不开患者和家属的积极配合，同时也需要有社区医护的协助。社区医护绝对是患者健康的"守门人"，但因为炎症性肠病目前在国内毕竟是相对少见的疾病，因此很多社区医护对炎症性肠病的疾病知识几乎是一无所知的。面对如此现状：一方面，炎症性肠病患者数量急剧增加；一方面，炎症性肠病专家医师数量相对明显不足，社区医护对炎症性肠病知识更是匮乏。这样的直接后果就是大量炎症性肠病患者不得不长途跋涉来找有经验的专家，但就算是找到了，也得到好的诊治，一旦回到当地也还是无法得到疾病进一步的随访。而炎症性肠病专家就不得不面对数量越来越多、病情越来越重的患者。

这些年我一直面对这样的矛盾，也一直在积极寻找突破口。我觉得我们需要从 3 个方面来做好炎症性肠病的慢病管理：①更快更好地培训炎症性肠病专科医护；②加强患者的自我管理，患者和家属必须成为疾病管理的中心，必须尽快成为炎症性肠病专家（我经常对我的门诊病人提各种要求，比如自己填写疾病随访表格、学会看重要的化验单、购买疾病管理书籍）；③逐步推广社区医护对疾病的认识。为了做好这三方面，我个人在 2015 年写了一本炎症性肠病健康教育书籍《溃疡性结肠炎和克罗恩病你问我答》，其实出发点是因为自己实在没有时间和精力回答那么多的患者提问，可是作为医师，又深知那些问答的重要性——那就写一本书吧！这样，门诊我就可以节约很多宝贵的时间啦！

再后来，我们有了爱在延长基金会，在基金会的支持下，我的老同事、协和医院毕业的张馨梅医师出于对炎症性肠病和文学的热爱，还写了一本关于炎症性肠病患者的小说叫《春风度》，想必很多患者也读过了。这本书的目的也是希望一来可以鼓舞患者，二来让患者通过阅读小说对疾病有正确的认识。

我们爱在延长基金会也组织炎症性肠病专家翻译了很多本疾病健康教育的资料，出版了系列书籍，同时也在各地积极进行疾病健康教育，培训志愿者以更好地帮助各地的患者。

炎症性肠病是一种非常特别的疾病，治疗上经常是"理念最重要"。希望这本新书的内容患者更容易接受，也希望通过各种形式的科普，让患者和初级医护理解疾病治疗的理念，也让患者能得到更好的照顾。

 医者的心声

炎症性肠病的慢病管理意义重大。

故事 45　不便宜的门诊

　　我们医院有萧山国际院区，门诊挂号费是 300 元。我接触到的很多炎症性肠病患者经济条件都不够好，300 元挂号费对于他们来说还是太贵了，平时我 50 元的专科门诊不限号，自己的时间和精力也有限（除了门诊，还有病房、内镜、带教和科研等很多事情），因此很少去国际院区看门诊，觉得这样的门诊能惠及的患者数量太少。

　　但是这次国际院区的门诊却让我有了不同的感想，也因此决定以后要尽量保证这个特殊的门诊时间。

　　第一个门诊患者是我的一位老患者，患克罗恩病多年了。她因腹痛、腹泻多年，却一直没得到准确的治疗，导致病情延误（这是克罗恩病患者的常见故事）。后来不得不手术，术后虽然症状缓解，但又有轻度复发。她在爱人陪伴下曾到我门诊多次，我每次都会为她认真调整药物，但却并无时间讨论医疗以外的事情。而这次在国际院区，门诊预约的一共只有十位患者，让我们有了比较多的沟通时间，于是我们自然而已地开始谈论一些治疗之外的事情。她爱人说自己是做生意的，叫阿毛。阿毛本来是生意人，应酬不少，但自从她生病以来，十几年时间都再没出去应酬，尽心尽力地陪伴爱人散步、锻炼、早睡。我深知患者家属对患者康复的重要意义，但听到一个大男人能这样十几年如一日地对待自己的爱人，很感动。阿毛又说，上次门诊的时候遇到一位克罗恩病病友，他想给这个贫困的患者一些经济上的支持，比如帮忙出手术费用等。这时候我想起来上次他陪爱人来门诊的时候的确有一位比较严重的克罗恩病患者因为疾病缘故不但切除了全部大肠，老婆也和他离婚了，最后只能一个人带病回老家养病。我在给这位患者沟通治疗方案的时候阿毛和爱人正好在旁边等待就诊（原谅我们在一般门诊的时候难以做到一人一诊间，难免有时候患者的隐私无法保护得很好），他们当时也表达了对这位患者的同情。但没想到阿毛居然希望出手帮助这位患者！患者之间互助的故事我曾讲过不少，但是患者家属愿意这样主动帮助其他患者的还是比较少的。

我看着阿毛爱人那因饱受疾病折磨而消瘦憔悴的脸，心里暗暗感慨——是怎么样的爱让一个大男人十几年如一日地对她不离不弃？是怎么样的爱让一个生意人愿意为一个陌生人伸出这样的援助之手？作为一个炎症性肠病专家，我已见过很多患者因病失恋、失业、离婚，有时候甚至还有极其悲痛的故事，但也真的见到不少这样真挚、长久的爱，这让我们也因此对人生和爱情的美好、人性的善充满了信心。

我对阿毛说了克罗恩病的疾病特点和经济援助的局限性，希望他在热心帮助别人的同时也能意识到因克罗恩病的终身性所带来的许多问题。比如一次性经济援助难以彻底解决患者的所有问题、赞助的额度和持续性，也和他沟通了我们炎症性肠病基金会（也就是爱在延长炎症性肠病基金会）为什么迟迟不敢做个人经济援助的原因。阿毛听了以后还是非常坚决地表示希望和这个患者联系以给予支持。我答应他，等下一次这个患者来门诊的时候我问问他是否愿意接受阿毛这样一位陌生人的好意。我祝愿所有的爱都可以找到链接并一直维持下去。

　　第二位患者是一位中年女性，但是很奇怪的是她紧张地结结巴巴，花了好几分钟我才搞清楚她其实不是患者，是替她的侄子来咨询的。侄子是著名大学的高材生，但是研究生的时候突然患病，诊断考虑为克罗恩病。因为克罗恩病多见于年轻患者，所以中学生、大学生以及研究生发病并不少见。很多患者都是非常优秀的年轻人，在得知自己患的是终身性疾病的时候往往无法接受，而孩子们的家长更加难以接受这样残酷的现实。这位女"患者"也是因为自己钟爱的侄子患病，一大家人都紧张得要命，在几天前陪侄子看病时我除了诊治疾病，也顺便夸了这个优秀的孩子（其实我们很多炎症性肠病患者真的特别优秀，我们作为医师可以用自己的专业帮助这些孩子们也是我们的荣幸）。门诊后她不知道从哪里得到我的电话，给我发短信希望给我快递一盒明前新茶，我没有回复。她得知我这天在萧山门诊，恰巧她也住在萧山，因此特意过来，除了咨询，主要目的还是为了送这盒新茶。可能是不擅长给别人送礼，她紧张得很，一直磕磕绊绊地表达自己的谢意，这样的真挚也让我非常感动——愿意花 300 元的挂号费来给自己侄子看病的医师送一盒新茶，其心也是真挚呀！我向她表达了自己的谢意，同时也进一步解释了疾病。毕竟克罗恩病多见于年轻人，我们炎症性肠病医师责任何其重大，这些本来正在人生最美好阶段的孩子们突然遇到这样的疾病，我们应尽量给予他们最大的帮助，陪伴他们一起面对日后的人生。对患病时间长的患者，我们看到他们毕业、工作、结婚生子，在他们需要的时候及时给予帮助，这样医患之间终身的信任和依赖是其他很多疾病所不一样的。也正是因为这样，我们常常需要在医疗之外给予其他的帮助，比如我就很多次特意留出时间和几位即将结婚的患者们及他们的对象沟通，因为这些即将步入婚姻殿堂的孩子们需要他们的医师来给自己的爱人解释疾病，同时我觉得他们更希望让自己的医师给自己和爱人描述一个更好的未来。作为医者，我们无法许诺未来一定很美好，但起码可以许诺我们可以一起勇敢面对未来。更何况，未来没准哪一天，炎症性肠病真的可以治愈了呢！一定要加油呀，孩子们！

这半天的门诊大部分患者都是炎症性肠病患者，因为最多不能超过 10 个患者，所以我们有了更充裕的时间进行沟通，这样的感觉不同于平时急匆匆的精神高度紧张的专科门诊。患者人数不多，就有了更多的时间让我可以进一步了解患者除了疾病以外的其他很多事情，也让我有了相对充裕的时间去鼓励患者和家属去面对疾病。很多时候，这样的鼓励对患者和家属是极其重要的，但作为医者平时在每天的门诊中不得不面对那么多患者的时候真的难以做得很好。我怀念在梅奥进修的时候那些医患之间的深入沟通，也希望我们在这么困难的现实状况下可以尽量有一点时间和空间更好地做到"患者需求至上"。

　　患者的需求和医师的精力之间的矛盾真的很难解决，希望这本新书多多少少可以缓解一些这样的矛盾……

医者的心声

　　特需门诊可以有相对充足的时候医患沟通。

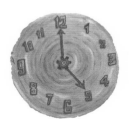

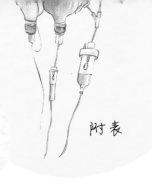

附表

IBD 专科门诊随访表格

姓名＿＿＿＿＿＿　　病案号＿＿＿＿＿＿

时间	血常规				敏C反应蛋白＊ C反应蛋白／超	血沉＊	钙卫蛋白	肝功能			体重（kg）	用药情况（药名＋剂量）＊
	白细胞＊	血红蛋白＊	血小板	红细胞压积				谷丙转氨酶	总胆红素	白蛋白		

说明：＊处为必填项

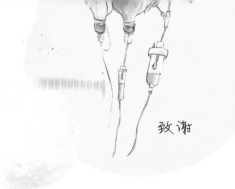

致谢

　　感谢李玥、李清海、金丹、杨柏霖、王梅、王平、方向明及厉书岩对本书给予的帮助（包括提供部分资料和校对内容），感谢钟教授为本书作序，感谢医院领导和科室各位同事对炎症性肠病相关工作的支持。

　　感谢金炬为本书提供插图，让书籍增色很多。

　　感谢各位编辑如此认真的修改，让我深深感到自己文学上的功力还非常不够。

　　特别感谢这么多年来病友们对我的无限信任，这是作为医者的最大荣耀，也是我努力前行的最大动力。

　　感谢家人和好友的支持，没有你们，就不可能有现在这么自由自在做自己的陈焰医生。

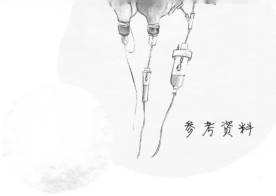

1. 中华医学会消化病分会炎症性肠病学组.炎症性肠病诊断与治疗的共识意见（2018年，北京）.中华消化杂志,2018，38（5）：292-311.

2. Bo Shen 著.陈焰，吴东，李玥，等主译.炎症性肠病介入治疗学.杭州：浙江大学出版社，2019.

3. 陈焰，范一宏，张冰凌，等主编.溃疡性结肠炎和克罗恩病你问我答.杭州：浙江大学出版社，2015.

4. Rahier JF, Magro F, Abreu C,et al. Second European evidence-based consensus on the prevention, diagnosis and management of opportunistic infections in inflammatory bowel disease.J Crohns Colitis，2014，8(6):443-468.

5. Gionchetti P, Dignass A, Danese S, et al.3rd European Evidence-based Consensus on the Diagnosis and Management of Crohn's Disease 2016: Part 2: Surgical Management and Special Situations. J Crohns Colitis，2017，11(2):135-149.

6. Magro F, Gionchetti P, Eliakim R, et al. Third European Evidence-based Consensus on Diagnosis and Management of Ulcerative Colitis. Part 1: Definitions, Diagnosis, Extra-intestinal Manifestations, Pregnancy, Cancer Surveillance, Surgery, and Ileo-anal Pouch Disorders. J Crohns Colitis. 2017, 11(6):649-670.

7. Gomollón F, Dignass A, Annese V, et al.3rd European Evidence-based Consensus on the Diagnosis and Management of Crohn's Disease 2016: Part 1: Diagnosis and Medical Management. J Crohns Colitis. 2017，11(1):3-25.

55检